GUIDE

DES

DAMES HOSPITALIÈRES

HYGIÈNE DE LA MAISON ET DE L'HOPITAL
FRACTURES. — MASSAGE.
PETITES OPÉRATIONS. — ANESTHÉSIE
THERMOMÈTRE, ETC.

PAR

Le Docteur Georges BOUCHARD

Ancien Interne des hôpitaux de Paris,
Médaille du Gouvernement (choléra 1865-66),
Croix de la Société de Secours aux Blessés militaires (1870-71)
Chevalier de l'ordre du Christ du Portugal, etc.

SAUMUR

LIBRAIRIE MILITAIRE S. MILON FILS
46, RUE D'ORLÉANS, 46
FOURNISSEUR ADJUDICATAIRE DE L'ÉCOLE DE CAVALERIE

1890

GUIDE

DES

DAMES HOSPITALIÈRES

GUIDE

DES

DAMES HOSPITALIÈRES

HYGIÈNE DE LA MAISON ET DE L'HOPITAL
FRACTURES. — MASSAGE,
PETITES OPÉRATIONS. — ANESTHÉSIE
THERMOMÈTRE, ETC.

PAR

Le Docteur Georges BOUCHARD

Ancien Interne des hôpitaux de Paris,
Médaille du Gouvernement (choléra 1865-66),
Croix de la Société de Secours aux Blessés militaires (1870-71)
Chevalier de l'ordre du Christ du Portugal, etc.

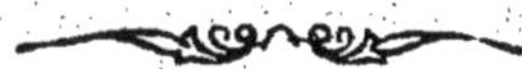

SAUMUR

LIBRAIRIE MILITAIRE S. MILON FILS

46, RUE D'ORLÉANS, 46

SEUL FOURNISSEUR ADJUDICATAIRE DE L'ÉCOLE DE CAVALERIE

1890

AUX DAMES DE LA SOCIÉTÉ FRANÇAISE
DE SECOURS AUX BLESSÉS
DES ARMÉES DE TERRE ET DE MER,

MESDAMES,

Pour répondre au désir de quelques membres de votre Comité, je me décide à rédiger les conférences que le sort m'avait désignées.

C'est sans prétention littéraire ni scientifique que je livre ces quelques pages à votre jugement délicat ; mais c'est avec le souvenir très douloureux des improvisations si pénibles de notre dernière guerre que je m'adresse à votre généreux dévouement.

J'ai fait sur le champ de bataille la triste expérience de l'insuffisance de la bonne volonté, puissent ces quelques conseils pratiques guider vos soins et votre charité.

Docteur GEORGES BOUCHARD.

Saumur, le 1er mars 1890.

GUIDE

DES

DAMES HOSPITALIÈRES

HYGIÈNE DE LA MAISON ET DE L'HOPITAL

Mesdames,

La guerre est le plus grand mal de l'humanité ; mais il vous est réservé d'en atténuer les ravages.

C'est à vos soins éclairés que seront confiés nos blessés et nos malades.

Il vous faudra placer ces soldats dans des locaux, où ils pourront avoir toutes les chances possibles de guérir promptement. Par conséquent, ces locaux, appartements isolés, hôpitaux temporaires ou permanents, devront être tenus dans les meilleures conditions hygiéniques.

Les hommes primitifs, comme du reste encore aujourd'hui quelques races sauvages, ne connaissaient guère l'hygiène de la maison, ils se servaient pour demeures, de cavernes, de dolmens, de huttes, ou d'abris de branchages, mais la majeure partie de leur existence se passait au grand air.

Aujourd'hui, grâce aux temps écoulés et à l'expé-

rience acquise par l'homme, nous construisons nos
habitations d'une manière plus confortable, mais
peut-être moins hygiénique; l'entretien des maisons
nécessite donc des soins particuliers.

S'il est une chose, où les lois de l'hygiène doivent
être appliquées avec soin, c'est dans la construction,
l'aménagement et surtout la tenue de la maison où
l'on passe la majeure partie de son existence, surtout
quand on doit y placer un malade ou un blessé.

Il faut, avant tout, que cette maison soit bien aérée.

AIR

Vous savez toutes, Mesdames, que l'air est absolument indispensable à l'entretien de la vie, et que s'il
fait défaut, l'asphyxie ne tarde pas à se produire.
Mais, ce que vous connaissez peut-être moins, ce
sont les dangers que peut produire l'air impur ou
vicié.

Quantité de maladies peuvent être transmises par
l'air, aussi les voyez-vous placées au premier rang
parmi les causes de mort prématurée : la variole, la
scarlatine, la diphtérie et toutes les maladies contagieuses sont de ce nombre.

L'étude de l'air atmosphérique est par conséquent
une des branches les plus importantes de l'hygiène.
Un seul sujet peut marcher de pair avec cette étude
de l'atmosphère, c'est l'analyse de la chaleur et de la
calorification.

A un certain point de vue, ce dernier sujet l'emporte sur le précédent, car, si dans bien des cas, nous sommes peu armés pour nous défendre en présence des maladies contagieuses que l'air nous apporte, nous connaissons beaucoup mieux ce qu'il importe de faire pour prévenir les maux considérables qui peuvent suivre un emploi mal réglé de la chaleur ou des agents de la calorification.

L'air est répandu à la surface de la terre d'une manière uniforme, et représente une couche de quarante à cinquante lieues d'épaisseur.

La composition et les principales substances qui concourent à former l'air atmosphérique sont très importantes à connaître.

D'une manière générale, l'air est un mélange d'oxygène, d'azote, d'acide carbonique et de vapeur d'eau.

L'acide carbonique est en très petite quantité. L'air recueilli la nuit en contient davantage. La vapeur d'eau varie, d'après la température et la saturation.

La composition de l'air pur étant connue, nous passerons en revue les différentes causes de l'altération de cet air dans les habitations.

En première ligne, il faut placer la respiration.

L'homme inspire et expire. A chaque inspiration, il entre environ les 3/4 d'un litre d'air dans les poumons. Sous l'influence de cette fonction, les poumons absorbent une certaine quantité d'oxygène qu'ils rendent en acide carbonique.

La proportion d'azote n'est pas modifiée.

Malgré cela, la composition de l'air reste constante dans la nature. Cette composition constante tient à ce que, à l'inverse des poumons, les parties vertes des végétaux, sous l'influence de la lumière, s'emparent du carbone de l'acide carbonique et restituent à l'air de l'oxygène.

Ce qui se passe dans la nature devra se passer également dans vos appartements, pour cela, il vous suffira, Mesdames, de les orner, comme grand nombre d'entre vous le font, avec des plantes à feuillages. Mais gardez-vous d'en mettre la nuit dans vos chambres à coucher, car la nuit les plantes exhalent leur acide carbonique.

N'oubliez donc pas de placer des plantes dans les salles d'hôpitaux où il y aura encombrement, et même dans les chambres de malades. Ces plantes, non seulement serviront à décorer les salles, mais elles donneront surtout, au malade, l'oxygène dont il a si grand besoin et elles lui enlèveront le carbone de l'acide carbonique qui tend à l'asphyxier.

Outre l'acide carbonique, qui vicie un appartement, il existe une proportion notable de vapeur d'eau tenant en suspension une matière animale qui rend l'air putrescible lorsqu'on l'abandonne à elle même.

L'éclairage, la combustion, les émanations des lieux malpropres, et disposés d'une façon défectueuse, ainsi que les poussières, sont autant de causes de l'altération de l'air des habitations.

A ces causes, il faut enfin ajouter les miasmes

provenant des corps vivants ou des matières animales en décomposition.

Mais quand il s'agit d'hôpitaux, c'est surtout par la *perspiration pulmonaire*, la *transpiration*, ou *l'exhalation de la peau*, que l'air est putréfié.

Vous savez toutes, Mesdames, ce qu'est la *transpiration* ou *l'exhalation de la peau*.

On entend par *perspiration pulmonaire* l'exhalation qui provient des poumons.

La surface de la muqueuse du poumon exhale *de la vapeur d'eau*. Pour vous en convaincre, vous n'avez qu'à souffler, en entr'ouvrant la bouche, sur une glace ou une vitre froide, l'air provenant de l'intérieur de votre poitrine; vous voyez immédiatement cette glace ou cette vitre, se couvrir d'une buée qui lui enlève sa transparence; c'est *de la vapeur d'eau*.

La quantité de vapeur d'eau que peut produire un homme, dans les 24 heures, a été évaluée de 800 à 1000 grammes, ce qui donne une moyenne approximative de 38 grammes par heure. Cette vapeur d'eau, exhalée par la muqueuse du poumon, renferme une matière animale.

Semblable chose se passe à la surface de la peau dans la transpiration.

C'est à l'existence dans l'air, de ces produits d'exhalation, qu'est due cette odeur que vous avez toutes perçue dans les appartements, dans les salles de spectacles, dans les cours, dans les écoles, etc., où il existe une réunion d'un grand nombre de personnes.

Moins l'air se renouvellera, plus vous trouverez cette odeur accusée, et plus l'air sera vicié.

Le malaise éprouvé par certaines personnes, dans les salles de cours ou de spectacles, outre les odeurs si diverses qui y existent, tient évidemment aux produits de l'exhalation du poumon et de la peau.

Le volume d'air à fournir, pour assainir les lieux habités, et pour prévenir les effets produits par la respiration et la transpiration, a été étudié.

L'assistance publique de Paris exige 70 mètres cubes d'air par heure et par lit.

Dans les casernes de France, on en demande 16 mètres cubes par nuit et par homme.

Dans l'armée allemande, 18 mètres cubes.

Dans un rapport du Conseil de salubrité de Paris, 20 mètres cubes.

La Commission militaire d'aération, 14 mètres cubes.

Tous les auteurs de ces fixations ont compté sur la ventilation accidentelle par les ouvertures des portes et des fenêtres, ainsi que par leurs joints, et sur la fréquentation plus ou moins durable de l'appartement. On ne saurait poser de règle générale pour fixer le cube d'air individuel ; il faut avoir égard au nombre de personnes susceptibles de pouvoir se trouver réunies dans une même chambre. Ce n'est pas proportionnellement, mais bien progressivement à ce nombre que l'espace cubique doit être accru, si l'on ne veut pas compromettre la salubrité du milieu dans lequel ces personnes doivent respirer.

Comme je vous le disais, on ne saurait poser de

règle fixe, mais on peut adopter les chiffres suivants
pour un local où l'on doit coucher :

Pour une salle de	1 lit	35 mètres cubes	
—	2 lits	37	—
—	4 lits	39	—
—	10 lits	45	—
—	20 lits	55	—

Aux différentes causes d'altération de l'air, que je
viens de vous énumérer, et qu'on peut appeler *causes
physiologiques*, s'en ajoutent d'autres, quand il
s'agit de salles ou de chambres que vous voulez faire
occuper par des malades ou des blessés.

En effet, l'exhalation pulmonaire et cutanée, chez
les fiévreux, et les émanations des plaies qui sup-
purent, sont autant de causes qui altèrent encore
l'air beaucoup plus que ne le font les exhalations
physiologiques ou naturelles. De là, des effets d'autant
plus nuisibles que la quantité d'air et son renouvellement seront plus insuffisants.

Les effets de l'altération de l'air par des malades
ou des blessés sont dus : d'une part, à la diminution
de l'oxygène et à l'augmention de l'acide carbonique;
d'autre part, aux microbes qui se dégagent de ces
malades ou de ces blessés.

Si un nombre considérable de personnes sont con-
finées dans un espace trop restreint, durant un temps
assez long, il peut survenir un véritable empoisonne-
ment, et la mort peut s'en suivre.

S'agit-il d'habitations, de chambres trop étroites,
comme cela est malheureusement fréquent dans une

certaine classe ouvrière, avec de l'humidité et un jour relativement restreint pour le nombre de personnes qui habitent cette chambre, les accidents qui surviennent ont une marche lente, c'est-à-dire chronique.

Dans ce cas, ces personnes qui respirent l'air confiné ne tardent pas à devenir anémiques, puis chlorotiques, et souvent scrofuleuses. Enfin, par suite de l'affaiblissement de leur organisme, de l'appauvrissement de leur sang, de ce que nous appelons encore la misère physiologique, elles sont plus aptes à subir les influences morbides régnantes et à contracter les maladies épidémiques ou les maladies contagieuses.

L'air et ses causes d'altération vous étant connues, une maison destinée à recevoir des personnes bien portantes, comme la chambre et l'hôpital où seront soignés des malades et des blessés, devra remplir certaines conditions.

Et d'abord, jamais un grand malade ne doit être placé dans le même appartement qu'un grand blessé.

L'*orientation* joue un grand rôle dans l'hygiène d'un appartement. Vous devrez chercher à placer vos malades dans des locaux orientés de telle façon que le soleil puisse les réchauffer et les éclairer pendant la plus grande partie du jour.

Dans notre pays, surtout pendant la mauvaise saison, il faut autant que possible éviter l'orientation au nord. Celle de l'est à l'ouest est de beaucoup préférable.

Quand vous voudrez obtenir la plus grande somme

d'aération, de lumière et de chaleur solaire, prenez
toujours, Mesdames, l'orientation au midi.

AMÉNAGEMENT

Vous avez fait choix d'un appartement, il faut
l'aménager.

Une salle de malades ne devrait présenter que des
surfaces lisses, polies, imperméables.

Les murs devraient être recouverts d'une couche
de stuc, d'une peinture à l'huile, ou de plaques de
faïence. Ils devraient être absolument réfractaires à
l'imprégnation des miasmes, et ils devraient pouvoir
être débarrassés par des lavages fréquents de toutes
les substances étrangères susceptibles de se déposer
à leur surface.

En 1874, un de mes collègues d'internat de Paris,
le docteur Nepveu, recueillit, à l'aide d'une éponge
trempée dans de l'eau distillée, les poussières adhé-
rentes aux murs d'une salle de chirurgie de l'hôpital
de la Pitié, laquelle venait d'être évacuée. Il examina
ces poussières au microscope et y trouva quantité de
microbes. Il y découvrit également des détritus de
muqueuse et de peau, de la matière colorante du
sang, des globules de pus et des globules de sang.

Avec des murs offrant des surfaces polies et imperméables, par conséquent susceptibles de se laver fréquemment, rien de semblable ne se serait
trouvé.

Les parois des salles, au lieu de se rencontrer à angle droit, devraient se réunir en s'arrondissant de façon à ne présenter nulle part d'angles rentrants dans lesquels l'air pourrait stagner et où les poussières s'accumuleraient. Il devrait en être de même pour le faîte ; en l'arrondissant, on le rendrait accessible au lavage et à l'action des désinfectants.

Quant au recouvrement du sol, un dallage en ciment de Portland ou en bitume, permettant des lavages faciles à grande eau, aurait incontestablement de grands avantages, mais il aurait aussi l'inconvénient d'être trop bon conducteur du calorique. Un parquet de bois paraît devoir lui être préféré.

On ne trouve, du reste, que des parquets de bois dans tous les hôpitaux aménagés avec soin.

Une salle, semblable à celle que je viens de vous décrire, est impossible à avoir, à moins de la faire construire sur ces données. Il faudra donc, en cas de guerre, nous contenter de ce que vous pourrez nous offrir, en rendant vos appartements aussi salubres que possible.

Il faudra ensuite les aménager.

Viollet-le-Duc a retracé la disposition des lits dans les hôpitaux au moyen âge. Au XIe siècle, ceux de l'hôpital de Clermont-Tonnerre étaient disposés perpendiculairement au mur et isolés de la salle, moitié par une cloison en bois, moitié par des rideaux. Une autre cloison séparait chaque lit du lit voisin. Les lits étaient à colonne, et possédaient une

alcove où la surveillance s'exerçait par une galerie
supérieure, construite à la hauteur des fenêtres.

Une semblable disposition n'existe plus aujour-
d'hui dans aucun hôpital, et elle est regardée, à juste
raison, comme étant des plus défectueuse. L'air ne
s'y renouvelait pas, et le malade s'empoisonnait lui-
même par sa perspiration pulmonaire et son exhalation cutanée.

Vous trouverez encore malheureusement dans quantité de maisons, des appartements entiers présentant
une disposition analogue à celle dont je viens de
vous parler.

Ou bien les lits sont placés, comme les lits dont
parle Viollet-le-Duc, dans d'affreuses alcoves presque
fermées et sans aucune aération, ou bien, ce sont les
chambres et mêmes les maisons entières qui sont
disposées comme une alcove.

J'entends par maison disposée en alcove, ces maisons, souvent adossées à un coteau, ou à une autre
maison, dans lesquelles l'air et le jour ne pénètrent
que d'un seul côté, le fond de l'appartement, très
souvent allongé, ne présentant, comme l'alcove, aucun
dégagement et aucun renouvellement de l'air. Une
porte est le plus souvent ouverte dans l'une des
murailles ou dans une cloison latérale, et la cheminée,
quand il en existe, fait face à cette porte. Le lit est
placé au fond de la chambre, avec ou sans rideaux, mais, à cause de sa profondeur et de sa
disposition en cul de sac, l'air y est rarement renou-

velé, si ce n'est lorsqu'on vient à ouvrir largement la porte et la fenêtre.

Nous déplorons tous, nous médecins, ces habitations malsaines qui présentent le plus souvent de l'humidité, et où se développent des ferments, causes fréquentes de maladies.

Je vous signale, Mesdames, ces dispositions défectueuses, afin que vous ne nous mettiez jamais ni malades, ni blessés, dans de semblables chambres.

AMEUBLEMENT

L'*ameublement* d'une chambre de malade, et surtout de blessé, doit être aussi simple que possible.

Un lit, une table de nuit, une table de toilette, une table pour déposer les différentes choses dont vous pourrez avoir besoin, quelques chaises pour les personnes qui viendront visiter le malade, un bon fauteuil pour la garde qui aura la nuit à passer près de lui, et qui lui servira, à son tour, quand il entrera en convalescence.

Aucune tenture, aucun meuble renfermant du linge.

Les aliments ne seront apportés dans la chambre qu'au fur et à mesure qu'ils devront être pris par le malade ou par le blessé.

Si votre appartement est vaste, suffisamment aéré, et que vous désiriez y placer plusieurs lits, vous devrez laisser entre chaque lit, un écartement minimum de 1 mètre 50 centimètres. Ce chiffre est du reste celui qui est adopté dans certains hôpitaux de Paris.

Chaque lit devra être éloigné du mur d'environ 25 à 30 centimètres, de manière que la circulation de l'air ne rencontre aucun obstacle et que l'infirmière puisse en faire le tour.

Je vais examiner avec vous, maintenant, quels sont les moyens d'atténuer ou d'empêcher l'air d'être vicié dans ces chambres.

En première ligne, il faut placer la *ventilation*.

En seconde ligne, la *propreté* minutieuse des chambres ou des salles d'hôpitaux.

L'air impur de l'appartement d'un malade est dangereux pour lui-même et pour les personnes qui lui donnent des soins. Déjà, sous l'influence de la maladie, un malade a ses fonctions naturelles troublées ; il faut donc éloigner, avec le plus grand soin, toutes les causes qui seront susceptibles d'accroître encore le dérangement de ces fonctions. Vous arriverez à ce résultat, comme je viens de vous le dire, par la *ventilation* et par la *propreté*.

VENTILATION

La *ventilation* est destinée à chasser l'air vicié et à le remplacer par un air pur.

Cette ventilation peut être *naturelle* ou *artificielle*.

La *ventilation naturelle*, résulte des ouvertures

réglées des portes et des fenêtres, des fissures acci-
dentelles ainsi que de l'ouverture permanente des
cheminées. Elle s'exerce, grâce aux courants d'air
qui se produisent par suite de l'inégalité de température entre l'air extérieur et l'air intérieur des habitations.

Pour les chambres qui ne doivent être habitées que
la nuit, la quantité des *prises d'air* ou *ventouses*,
doivent être suffisamment multipliées pour aider à
compenser d'une manière efficace le défaut de capa-
cité de ces chambres.

Il faudra placer ces ventouses de telle façon qu'elles
soient en relation avec la cheminée qui régnera, s'il
est possible, sur toute la hauteur du bâtiment. Grâce
à ce moyen, vous réaliserez des effets ventilateurs
assez énergiques, même avec un faible excès de température de l'air de la cheminée sur la température
de l'air extérieur.

Ces ventouses seront surtout utiles en été, mais il
faut bien se rendre compte qu'elles n'agiront, qu'autant qu'il n'y aura point équilibre de température
entre l'air extérieur et l'air intérieur de l'habitation.

Le meilleur moyen de ventilation est une *cheminée*
toujours en activité et fonctionnant bien. Cette cheminée échauffe l'air de l'appartement ; comme l'air
chaud est plus léger que l'air froid, il en résulte que
l'air de la chambre ainsi échauffé s'échappe par le
tuyau de la cheminée. Si l'air froid a un accès facile
dans la chambre, soit par les fissures d'une fenêtre,
soit par un vasistas, soit par une porte, cet air frais

vient remplacer l'air échauffé et chargé de miasmes. Échauffé à son tour, il prend, comme l'air précédent, la direction du tuyau de la cheminée et le renouvellement se fait d'une façon toute simple.

Mais il faut prendre des précautions, pour que l'entrée de l'air pur se fasse doucement, et qu'il n'y ait aucun courant d'air rapide sur les malades. Lorsque la chose sera possible, vous devrez de préférence donner accès à l'air pur par une pièce contiguë à celle où ils seront couchés, de manière qu'il arrive moins froid dans celle-ci.

Quel que soit le mode de ventilation, afin que vos malades ne se trouvent pas dans les courants d'air, vous devez les faire coucher et tenir couverts dans leur lit.

Le Conseil supérieur d'hygiène vient de donner son approbation à un procédé qui lui a été soumis pour produire l'aération permanente des salles d'hospices, des écoles, et de tous les endroits où sont réunis un certain nombre de personnes.

Ce procédé consiste à remplacer les vitres, dans la partie haute des fenêtres, par de la toile à voile permettant une ventilation continue et insensible.

Des essais de ventilation faits d'après ce système, dans quelques établissements publics, ont donné d'excellents résultats.

Il en a été de même pour des fenêtres entr'ouvertes garnies de persiennes à lames mobiles et graduées à volonté.

Telle est, Mesdames, la ventilation que je vous ai désignée sous le nom de *ventilation naturelle.*

La *ventilation artificielle* est celle que l'on peut produire à l'aide d'appareils spéciaux soit par *aspiration* de l'air, soit par *propulsion* de cet air.

La *ventilation par aspiration* peut s'effectuer dans les habitations privées, à l'aide de cheminées Fondet et Desarnaux. Vous connaissez toutes ces cheminées dont le fond est disposé comme des tuyaux d'orgue, aussi ne vous en ferais-je aucune description.

Dans les hôpitaux, la *ventilation par appel* ou *aspiration*, peut être effectuée par le dispositif adopté par L. Duvoir à la maison de Charenton, à l'église de la Madeleine, et à l'Observatoire. C'est un système de ventilation uni au chauffage par circulation d'eau chaude. Avec ces appareils, la quantité d'air introduit doit être de 20 mètres cubes par personne et par heure, au besoin cette quantité doit être double.

La *ventilation par propulsion*, s'effectue à l'aide de nombreux appareils : qu'il me suffise de vous citer celui de MM. Thomas et Laurents. L'élément caractéristique de cet appareil est un ventilateur qui, mû par une machine à vapeur, aspire de l'air dans un point élevé de l'atmosphère et le pousse dans un tuyau qui se ramifie dans toutes les pièces à ventiler. Au moment de son entrée dans les salles, l'air s'échauffe au contact de tuyaux à vapeur et de poêles à eau, chauffés par la vapeur.

Quel que soit le genre de ventilation, la chambre

ventilée devra toujours avoir, pour un malade, une température de 16 à 18 degrés Centigrades, à moins de prescription spéciale de la part du médecin.

Dans la *saison chaude* c'est par la ventilation que vous arriverez à modérer la température de votre habitation et de la chambre de votre malade.

Dans la *saison froide*, ce sera par la modération ou l'activité des foyers de chaleur que vous modifierez cette température.

Dans chaque chambre ou dans chaque salle, vous devrez toujours suspendre un ou plusieurs *thermomètres*, suivant la grandeur de l'appartement, et vous devrez de temps en temps surveiller le degré de température qu'ils indiqueront. Vous ne devrez, par conséquent, jamais laisser tomber trop bas le feu de l'appartement et il faudra l'entretenir régulièrement.

Si au contraire vous vous apercevez que la température de la chambre est trop élevée, modérez immédiatement l'intensité du feu de la cheminée et au besoin aérez l'appartement en ouvrant légèrement une fenêtre, et en prenant pour le malade les précautions que je vous ai signalées plus haut.

D'une manière générale, les appareils de chauffage, pour être bons, devront donner une chaleur réglée à volonté, de façon à ce que la température reste aussi constante que possible. Les produits gazeux, qui résulteront de la combustion, devront être facilement entraînés au dehors; de plus, l'état d'humidité de l'air de l'appartement ne devra pas être modifié par le chauffage.

L'idéal d'un appareil à chauffage, serait celui qui fonctionnerait nuit et jour automatiquement, sans exiger de soins; mais, nous sommes bien éloignés de sa réalisation.

Dans certains pays, les procédés de chauffage sont des plus simples.

En Orient, et même plus près de nous, en Espagne, on emploie des braseros, c'est-à-dire, des foyers de charbon qui brûlent dans des vases de métal.

A Saumur, par une analogie assez bizarre, certains ouvriers, qui ont été absents pendant le jour, en rentrant le soir chez eux par des journées froides d'hiver, allument un *cagnard* pour échauffer leur appartement.

Ce système est plein de dangers, car, par la combustion du charbon de bois que l'on met dans ces braseros, il se dégage de l'*acide carbonique* et surtout de l'*oxyde de carbone*. L'acide carbonique asphyxie, l'oxyde de carbone empoisonne, et c'est lui qui agit le plus dans la mort par asphyxie.

Chaque année, quand l'hiver sévit avec rigueur, il est bien rare que nous ne soyons pas appelés les uns ou les autres pour porter secours à des malheureux, victimes de ce mode de chauffage, et chez lesquels nous n'avons que trop souvent à constater le décès.

Les appareils de chauffage proprement dits se ramènent à trois types : les *cheminées*, les *poêles*, et les *calorifères*.

Les *cheminées* sont dans notre pays l'appareil de chauffage le plus employé. Elles ont pour caractère

essentiel un foyer ouvert et laissant voir la flamme.
A cause de leur disposition, les cheminées n'utilisent
qu'une très faible partie du calorique développé.
Elles en utilisent d'autant moins qu'elles produisent
un mouvement de ventilation plus considérable; elles
donnent par conséquent peu de chaleur relativement
à la quantité de combustible qu'elles consomment.
Cette quantité de chaleur, qui pénètre dans la pièce
qu'on veut chauffer, n'est que la seizième partie du
calorique développé dans la cheminée. Outre le peu
de chaleur qu'elles fournissent, les cheminées ne
produisent d'élévation de température dans l'appartement que par rayonnement; d'où il résulte, que cette
température est très inégale dans la pièce, et que
vous pouvez avoir les pieds rôtis, et, le dos glacé
en même temps.

En outre, comme je vous le disais il y a quelques
instants à propos des appareils de chauffage en général, les cheminées ne peuvent pas fonctionner seules
pendant la nuit, ce qui est un grand inconvénient
pour une chambre de malades. Comme elles activent
la ventilation, elles laissent refroidir rapidement l'appartement, dès qu'elles ne sont plus en action.

Par contre, elles sont agréables à la vue et elles
ont surtout l'avantage de modifier à peine l'état
d'humidité de l'air.

Certains tempéraments, sujets aux maux de tête et
aux congestions du cerveau, sont souvent incommodés
par une trop forte chaleur; pour ces personnes, le

calorique fourni par une cheminée est mieux supporté et doit être préféré à tout autre mode de chauffage.

Il pourra arriver que, dans certains appartements un peu vastes, la quantité de calorique fourni par une cheminée soit insuffisant. Vous pourrez, dans des cas semblables, augmenter cette chaleur, en adaptant des ouvertures appelées *bouches de chaleur*, par lesquelles il s'établira un courant d'air venant du foyer. Ce courant d'air sera très chaud, et se mêlera à l'air de la chambre.

Afin d'utiliser le plus possible la chaleur dégagée dans les cheminées, il a été imaginé toutes sortes de systèmes. Malgré toutes ces inventions, les cheminées ont encore plus d'inconvénients sérieux que d'avantages réels.

Un des grands inconvénients, c'est de laisser refluer la fumée dans l'appartement et d'occasionner ainsi une très grande incommodité, parfois même des accidents plus ou moins graves.

Nous allons examiner et passer en revue, si vous le voulez bien, Mesdames, les causes qui font que certaines cheminées fument.

La première cause, est le défaut d'accès de l'air extérieur qui ne répond pas à l'appel de la cheminée, ou qui, ne pouvant passer par les ouvertures ordinaires, s'introduit par la partie supérieure de la cheminée, et rabat la fumée. Vous voyez remédier à cet inconvénient dans certaines maisons, le plus souvent en ouvrant une porte et même une fenêtre, mais alors, où est l'avantage du chauffage surtout si la saison est très-froide.

Le meilleur moyen à employer, est de diminuer l'appel de l'air en rétrécissant les deux orifices de la cheminée, et en favorisant la ventilation extérieure par des ouvertures ou par des ventouses.

La seconde cause réside dans une trop grande ouverture du foyer. Dans ce cas, il vous suffira de le rétrécir.

Une autre cause provient de la trop petite élévation du conduit de la cheminée dans lequel la vitesse d'ascension de la fumée est trop faible. Pour y remédier, vous n'aurez qu'à faire surélever ce conduit.

Je vous citerai encore l'action de plusieurs foyers les uns sur les autres, lorsque ceux-ci sont placés dans des appartements qui communiquent, et qu'ils n'ont par conséquent aucun mode direct de ventilation. Dans ce cas, l'entrée de l'air se faisant plus largement par les cheminées que par toute autre ouverture, il en résulte que le foyer dont le tirage est le plus fort ou bien encore que celui qui a été allumé le premier, fait appel sur les autres et y détermine le reflux de la fumée.

Dans un cas semblable, il n'y a pas à hésiter, il faut changer complètement les dispositions particulières de ventilation de chaque pièce et de chaque foyer.

Une autre source de dégagement de la fumée dans un appartement, consiste dans la communication de plusieurs tuyaux de cheminée les uns avec les autres.

Une trappe convenablement installée suffira pour parer à cet inconvénient.

Enfin, une dernière cause qui pourra faire fumer une cheminée, sera l'action du soleil ou des vents directs et réfléchis, ou bien encore l'état hygrométrique de l'air et de la pluie. On soustrait le tirage des cheminées à cette influence, à l'aide d'appareils fixes ou mobiles, qu'on fait adapter à l'orifice supérieur de la cheminée, dans le but de le retrécir, ou de diriger l'ouverture de sortie de la fumée du côté opposé au vent, afin que celle-ci tende à prendre la même direction.

Une dernière considération me semble utile à vous signaler ici; c'est de veiller, lorsque vous ferez construire ou réparer vos cheminées, à ce qu'il y ait une différence d'élévation au-dessus des toits, entre les cheminées contiguës d'appartements séparés, ou même de maisons voisines.

On a constaté que des courants pouvaient s'établir d'une cheminée dans une autre et que des vapeurs délétères pouvaient redescendre d'une habitation dans l'habitation voisine.

On devrait, dans la construction des cheminées, exiger que tous les conduits de ces cheminées fussent toujours isolés complètement dans tout leur parcours, et que, sous aucun prétexte, on ne fasse communiquer entre elles des cheminées de foyers différents.

En mettant en pratique ces deux dernières recommandations, on empêchera que les vapeurs qui s'échappent du conduit d'une cheminée puissent passer dans une autre.

Le second type de chauffage employé est le *poêle*.

Le poêle est un appareil très répandu dans nos contrées parmi les classes ouvrières, mais d'un usage plus général dans les pays du nord où il est mieux entendu.

Dans le poêle, l'air échauffé par la combustion d'une substance combustible quelconque, se rend à la sortie du foyer directement, ou, après des circuits plus ou moins prolongés, dans un tuyau qui le conduit à l'extérieur ou dans une cheminée.

Ces appareils, précieux par leur simplicité, et l'économie du combustible, sont construits en terre, en faïence, en tôle, ou en fonte. Ils utilisent environ 35 pour cent du calorique qu'ils produisent.

Les poêles en *terre* et en *faïence* sont moins bons conducteurs de la chaleur, mais, un grand avantage, c'est qu'une fois échauffés ils la conservent beaucoup mieux que ne le font les poêles en métal.

Les poêles en *tôle* ou en *fonte* ont, pour les classes peu aisées, le grand avantage de dépenser très peu de combustible tout en produisant beaucoup de chaleur.

Dans ces dernières années, ces poêles ont reçu de très grandes améliorations. On a combiné la terre et la tôle et on a fabriqué ce qu'on appelle les *poêles mobiles*. Ils sont constitués dans l'intérieur, par un cylindre de terre réfractaire, où l'on place le combustible, et qui se trouve lui-même dans un cylindre extérieur en tôle. Entre ces deux cylindres, on a ménagé un espace dans lequel circule de l'air ou de l'eau.

Par suite de cette disposition, ces poêles conservent leur chaleur plus longtemps que les autres.

Outre cet avantage, ils en ont un autre, c'est de pouvoir être déplacés facilement et de fonctionner très régulièrement, sans exiger aucune surveillance pendant la nuit.

Je crois qu'on a, à tort, beaucoup exagéré leurs dangers, qui ne sont survenus que par l'imprudence ou par l'ignorance des personnes qui en ont fait usage. Certaines gens se sont figuré, qu'ils pouvaient brûler au milieu d'un appartement, sans communiquer avec l'air extérieur, ou bien, ils ont négligé d'ouvrir la clef pour établir cette communication indispensable avec une cheminée, devant laquelle on doit les placer le plus ordinairement.

Un autre avantage, est de fournir une température presque constante et facile à régler au moyen de la clef.

A côté de ces avantages, les poêles ont deux inconvénients :

Le premier est de ne pas ventiler la chambre comme fait une cheminée ; le second, est de dessécher l'air et de causer des malaises et des maux de tête. Ce dernier inconvénient pourra être atténué en prenant la précaution de placer sur le poêle un vase rempli d'eau et largement ouvert.

A ce second type de chauffage, on peut rattacher les *cheminées-poêles*.

Ces *cheminées-poêles* sont des appareils mixtes ayant de l'analogie avec les cheminées parce qu'ils laissent voir le feu, et avec les poêles, parce qu'ils échauffent l'air par les parois du foyer.

Je n'ai rien de particulier à vous signaler sur ces appareils, si ce n'est qu'ils sont d'un usage à la fois très avantageux et très commode.

Dans le troisième type de chauffage, il faut placer les *calorifères*.

On doit réserver le nom de *calorifères* aux appareils destinés à chauffer l'air pris à l'extérieur des habitations, et à le répandre ensuite dans les lieux où il doit être utilisé.

Ces appareils sont ordinairement construits en maçonnerie, ils sont très volumineux, et pour cette raison ils sont généralement placés dans les caves.

Les calorifères sont dits à *air chaud*, à *vapeur*, ou à *eau chaude* suivant que le chauffage a lieu par l'intermédiaire de ces divers agents.

Dans les *calorifères à air chaud*, l'air s'échauffe dans des réservoirs placés autour du foyer, de là, il est transporté dans les différentes pièces d'une maison par des tuyaux qui se terminent par des bouches de chaleur. L'air circule dans ces tuyaux grâce à sa plus grande légèreté et par suite à sa tendance à s'élever lorsqu'il est surchauffé.

Dans le *calorifère à vapeur*, la vapeur d'eau remplace l'air du calorifère à air. Cette vapeur est produite dans un générateur à vapeur d'où elle part, circule dans les tuyaux qui traversent les appartements, échauffe ces appartements et se rend ensuite dans des condensateurs, puis elle est ramenée à l'état d'eau dans la chaudière génératrice.

Le système de chauffage par l'*eau chaude* consiste dans deux réservoirs placés, l'un en bas de la maison, l'autre en haut, et reliés entre eux par des tuyaux verticaux.

L'eau chauffée dans le réservoir inférieur, monte dans le réservoir supérieur par l'un de ces tuyaux placé au sommet de la chaudière inférieure. Elle redescend par le second tuyau, partant du réservoir supérieur, lequel se ramifie dans les différents appartements. Elle les échauffe, et revient enfin par la partie inférieure au réservoir inférieur où elle regagne le calorique qu'elle a perdu dans son trajet. Elle monte de nouveau dans le réservoir supérieur et fait indéfiniment ce trajet tant que dure la production de calorique du réservoir inférieur.

Les principaux *combustibles* sont : le bois et le charbon de bois, la houille et le coke, le gaz, le pétrole, etc.

Ces divers combustibles produisent des chaleurs variables.

Le bois, est de tout les modes de chauffage, celui qui donne le moins de calorique.

En le prenant pour terme de comparaison, et pour unité, nous trouvons que :

Le charbon de bois et le coke, en donnent plus de deux fois plus ;

La houille, deux fois et demie plus ;

Le pétrole, trois fois plus ;

Le gaz, quatre fois plus.

D'après ce tableau, le chauffage au gaz qui paraît le plus coûteux, l'est donc relativement moins que le bois.

Depuis un certain nombre d'années, il est très employé, soit dans des cheminées ou des poêles spéciaux, soit dans des réchaux, pour les besoins culinaires. Dans certaines maisons de commerce des grandes villes, son usage pour la cuisine s'est très généralisé, son grand avantage est de donner un chauffage rapide à produire et qui se maintient d'une façon constante sans demander d'entretien. Les fuites sont seules à redouter, et à cet égard, ces appareils demandent une grande surveillance, tant pour le danger d'inflammation que pour le désagrément de leur odeur nuisible.

Je ne vous dirai rien, Mesdames, de *l'éclairage artificiel* d'une maison, cette partie de l'hygiène sortant du sujet que j'ai l'honneur de traiter devant vous ; l'hygiène de la maison et de l'hôpital.

PROPRETÉ

J'arrive, Mesdames, à la seconde partie des moyens d'atténuer ou d'empêcher l'air d'être vicié dans les chambres ou dans les salles des malades, c'est-à-dire la *propreté*.

Toute chambre de malade, toute salle d'hôpital, doit être nettoyée avec le plus grand soin.

Le balayage devra être fait avec beaucoup de précaution afin de soulever le moins possible de poussière. Vous devrez le réserver aux salles des fiévreux.

Dans une salle où il existera de grands blessés ou des opérés, *le balayage doit être proscrit.* Il faut essuyer avec des éponges ou des linges humides, car les poussières soulevées par un nettoyage ordinaire, peuvent amener les conséquences les plus fâcheuses, tant au point de vue de la guérison du blessé qu'au point de vue du résultat opératoire.

De temps en temps, des pulvérisations antiseptiques, à l'aide d'un pulvérisateur à vapeur, seront d'un grand secours dans la destruction de ce que l'on appelait autrefois, les miasmes de l'appartement. Depuis les belles découvertes de M. Pasteur, ces miasmes ont reçu la dénomination de *microbes.*

Il faut donc détruire ces microbes qui sans cela ne tarderaient pas à engendrer des accidents du côté des plaies, tels que : érysipèle, pourriture d'hôpital, infection purulente, etc.

Les portes, les fenêtres, ainsi que tous les objets contenus dans la chambre devront être nettoyés et essuyés avec le plus grand soin.

Ces objets, comme je vous l'ai dit précédemment, doivent être réduits au strict nécessaire.

Vous devrez changer aussi souvent que possible le linge de corps et la literie du malade ou du blessé. Vous retirerez immédiatement de la salle ou de la chambre le linge malpropre et vous l'enverrez au blanchissage. Sur l'avis du médecin ou du chirurgien, ce linge pourra dans certains cas être mis dans des substances désinfectantes avant d'être expédié au blanchissage.

Je ne vous dirai rien des antiseptiques ni des désinfectants, ce sujet devant plus tard faire l'objet d'une conférence spéciale.

Les couvertures, les matelas seront, quand le temps le permettra, exposés à l'air et au soleil.

Les vêtements inutiles, seront déposés dans des vestiaires, loin des chambres ou des salles des blessés.

Les bassins, les pots de chambres, tous les ustensiles dont peut avoir besoin le malade, devront être soigneusement enfermés.

Les évacuations de ces malades doivent être emportées de suite en prenant la précaution de recouvrir le vase d'un linge, afin de ne pas répandre de mauvaise odeur ni infecter l'appartement.

Ces vases seront ensuite lavés avec de *l'eau très chaude*, puis, avec une solution désinfectante.

Il faut, autant que possible, faire usage de vases en terre cuite ou en faïence. Ces genres de vases sont très faciles à tenir propres, et ils ne conservent pas d'odeur comme le font les vases en fer ou en étain dont on se sert encore aujourd'hui dans certains services hospitaliers.

Dans les cas de maladies contagieuses, vous devez recourir aux désinfectants. Sur ce point, ce sera au médecin qu'il appartiendra de vous indiquer et la substance et son mode d'emploi.

Enfin, comme vous serez, Mesdames, beaucoup

plus souvent auprès du blessé ou du malade, que nous médecins, qui ne le verrons qu'au moment de notre visite, il est quelques recommandations que je vous prie de ne pas oublier.

Vous devrez éviter, aux grands malades et aux grands blessés, les visites longues et multipliées des parents ou des amis qui s'intéressent à eux; *deux mots, et se retirer, faire toujours bonne figure*. Le malade vous fixe, interroge votre visage et vos yeux, et, s'il voit une larme ou une apparence d'inquiétude de votre part, la réaction, qui peut avoir les conséquences les plus fâcheuses ne tarde pas à se faire ressentir en lui.

Sa garde-malade seule devra rester près de lui; elle devra chercher à capter sa confiance, ira au devant de ses désirs et de ses besoins, et elle devra exécuter ponctuellement la prescription du médecin.

La médecine morale, Mesdames, doit compter pour une large part dans la guérison de certaines maladies.

Jusqu'à ce moment, je ne vous ai entretenues que de la chambre et de la salle d'hôpital, je vais aborder la question des *lits* et de leurs *accessoires*.

LITS

Le lit est le meuble indispensable pour reposer.

Dans beaucoup de pays, le lit n'est pas comparable au nôtre, je ne parlerai que de nos coutumes.

Les lits dont nous nous servons sont en fer ou en bois.

Les lits de fer sont ceux qui conviennent le mieux aux malades ou aux blessés, et ils doivent remplir certaines conditions.

Lorsque vous choisirez un lit, vous ferez en sorte qu'il soit solide sur ses pieds, afin que le malade n'éprouve ni secousses, ni oscillations, s'il vient à se mouvoir ou si celui-ci vient à être heurté par les personnes qui l'approcheront. Vous prendrez ce lit avec des arêtes et des surfaces lisses, afin qu'il puisse être nettoyé facilement et afin que ni les malades, ni vous, Mesdames, ne puissent s'y blesser.

Il devra être assez long pour qu'un homme, même de grande taille, puisse s'y coucher facilement, et en même temps, assez étroit, pour ne pas occuper une trop grande place. Si ce lit était trop large, vous auriez de la peine à atteindre ses deux côtés en passant vos bras par dessus, et il faut que vous puissiez le faire.

Il doit avoir une hauteur suffisante et ne pas être trop élevé, parce qu'alors, vous seriez gênées pour soulever et pour aider le malade ou le blessé quand il en aurait besoin.

Autant que possible les lits ne devront pas avoir de montants avec des rideaux, mais le chevet est nécessaire pour soutenir les oreillers.

Il sera bon d'avoir, quand vous le pourrez, deux lits placés l'un à coté de l'autre, afin de transporter le malade si celui-ci est en état de pouvoir supporter ce transport, le jour, dans un lit et, la nuit, dans l'autre. Si vous disposez de ces deux lits et si la sui-

son est froide ou humide, vous prendrez la précaution de chauffer le lit dans lequel vous allez placer le
malade, juste assez, pour l'empêcher d'éprouver le
sentiment de frisson et de tremblement, qui arriverait
certainement, si vous le mettiez dans des draps froids.
Cette précaution de chauffer un lit est indispensable,
quand il s'agit d'un malade ayant de la fièvre.

Le grand avantage des lits de fer sur les lits de bois,
est de pouvoir être facilement nettoyés et entretenus.

Autant que vous le pourrez, employez, comme fond
de lit, *un sommier élastique*, formé par des ressorts.
Ce sommier aura pour but et pour résultat d'empêcher
un creux de se former, sous le poids du malade, dans
la partie du lit où il se trouvera couché. Grâce au
sommier, le couchage étant rendu à la fois souple et
résistant, permettra au malade de se reposer beaucoup
mieux.

Sur ce sommier, vous placerez *des matelas* qui
seront composés de crin ou de laine.

Si vous n'avez pas un assez grand nombre de som-
miers élastiques à votre disposition, vous pourrez y
suppléer par des matelas de paille auxquels on donne
dans ce pays le nom *de paillasses*.

Cette paillasse pourra être faite en *varech*, en *fou-
gère*, *en balle d'avoine*, ou *en paille ordinaire*.

L'inconvénient de ces paillasses, est de finir toujours
par se briser, s'émietter et perdre, au bout de fort
peu de temps, toute leur consistance, et par suite, toute
leur élasticité.

Un certain nombre de personnes ont l'habitude

d'élever leur couchage, par un *matelas de plumes*, qu'on appelle *lit de plumes* ou *couette*. Comme la surface du lit d'un malade et surtout d'un blessé doit être parfaitement unie, rien n'est plus mauvais qu'un matelas de plumes. Le corps s'enfonce dans ce matelas de plumes qui n'a aucune résistance; le malade a de chaque côté de lui deux énormes bourrelets formés par la plume refoulée, il y transpire, et, quand il n'est pas habitué à ce genre de lit, il n'y trouve aucun repos. Pour le chirugien, c'est un réceptacle à microbes.

Vous pourrez peut-être, pour un malade, rendre ce matelas de plumes un peu moins mauvais, en l'interposant entre le sommier et un matelas, ou même, entre une paillasse et un matelas, mais, d'une façon générale, tout matelas de plumes devra être évité.

Lorsque vous aurez disposé les matelas et que vous les aurez bien uniformément tendus, il faudra *faire le lit*.

Si c'est un blessé que vous avez à coucher dans ce lit, vous devrez le *garnir*. Pour cela, vous placerez, au-dessous de la partie blessée, une *toile cirée* et une *alèze*. Vous aurez bien soin de les disposer de telle façon que, ni le sang, ni d'autres matières, ne puissent atteindre et tacher le drap de dessous. Cette précaution est très-importante à prendre, car, vous serez quelquefois dans la nécessité de ne pas pouvoir changer fréquemment le blessé, en raison du genre de blessure dont il aura été atteint. Vous disposerez la toile cirée et l'alèze de façon à pouvoir les lui enlever aisément.

Une *alèze* est généralement faite avec de vieux draps doublés et cousus ensemble.

Le drap, que vous placerez sur le matelas le plus élevé, devra être replié sur lui-même, en enveloppant le *traversin*, à l'extrémité du lit correspondant à la tête du malade. Sur ce traversin, vous mettrez *l'oreiller*. Ces deux dernières parties de là garniture d'un lit, le traversin et l'oreiller, sont ordinairement remplies de duvet ; vous veillerez à ce qu'elles soient assez résistantes pour que la tête du malade ou du blessé n'y enfonce pas trop.

Si vous avez à soigner un blessé à la tête ou au cou, ou même à la partie supérieure de la poitrine, au niveau des épaules, vous devrez donner la préférence à un *oreiller de crin*. Ce genre d'oreiller convient aussi parfaitement pour les personnes qui transpirent facilement de la tête, ou qui sont sujettes aux congestions.

Lorsque vous aurez ainsi disposé le lit, vous le recouvrirez d'un second drap, et de couvertures en nombre variable, suivant la température.

Vous pourrez varier la manière de disposer le lit suivant les habitudes, les goûts ou les besoins des personnes que vous aurez à soigner.

Si votre malade ou votre blessé peut se lever, rien n'est plus facile que de faire son lit.

Si, au contraire, vous avez un grand blessé ou un malade, qui ne peut s'aider, il y a certaines précautions à prendre que je vous demande la permission de vous indiquer.

Dans ce cas, vous aurez besoin du concours d'une autre personne.

Vous préparerez et vous roulerez lâchement, au préalable, une toile cirée et une alèze propres.

L'une des deux infirmières, placée d'un côté du malade, poussera la toile cirée et l'alèze sales, du côté opposé à celui qu'elle occupera, et elle glissera aussitôt sous lui la toile cirée et l'alèze propres. La seconde infirmière, qui sera placée en face de la première, de l'autre côté du lit, passera ses mains sous le malade, pour aller chercher, attirer et étendre la garniture que la première infirmière aura avancée. Quelquefois, le rôle de cette seconde infirmière se bornera à aider le malade à se soulever, ce qui est indispensable pour que le lit soit bien uni et qu'il n'y ait aucun pli qui soit susceptible de causer des escarres.

L'opération la plus difficile de toutes celles qui ont pour but de faire un lit, est celle qui consiste à changer le drap de dessous, sans placer le malade ou le blessé hors de son lit. Il faut toujours effectuer ce changement, sans amener de souffrance pour le malade, en y apportant le temps et les soins suffisants.

Pour faire ce changement, il est nécessaire d'être deux ou trois infirmières. Vous roulerez d'abord lâchement le drap propre, en ne laissant déroulée que juste la longueur nécessaire pour recouvrir le traversin. Cela fait, vous saisirez le drap sale du côté de la tête du lit, vous l'enroulerez sous le malade jusqu'à ce que vous ayez mis à nu le traversin. Vous prendrez alors le drap propre que vous aurez roulé ;

vous couvrirez le traversin avec la partie de ce drap que vous aurez laissé libre, et vous glisserez sous les épaules la partie roulée, jusqu'à ce que le drap propre et le drap sale soient en contact. Puis, vous enroulerez, ce qui reste du drap sale, en même temps que vous déroulerez le drap propre ; vous continuerez ainsi, jusqu'à ce que vous ayez pu enlever le drap sale par les pieds et que vous ayez déroulé le drap propre et recouvert le lit.

Avec un peu d'habitude, vous ferez cette opération sans aucune difficulté.

Si, au lieu d'enlever le drap sale en commençant par la tête du lit, comme je viens de vous l'indiquer, vouz désirez faire autrement, voici le moyen que vous pourrez employer.

Vous roulerez d'abord le drap propre jusqu'aux deux tiers, suivant sa longueur. Vous saisirez le drap sale en le détachant du lit par l'un des côtés, vous l'enroulerez en le glissant roulé aussi loin que possible sous le malade, que vous ferez légèrement coucher sur le côté. Vous prendrez alors le drap propre, que vous aurez préalablement roulé, et vous le glisserez jusqu'à ce qu'il soit en contact avec le drap sale. Faisant revenir le malade sur le dos, puis le faisant de nouveau placer sur le côté opposé au précédent, l'infirmière qui se trouvera en face de vous, de l'autre côté du lit, n'aura plus qu'à tirer le drap sale au dehors et à dérouler le drap propre.

Si le malade peut se soulever dans son lit, le changement de drap se simplifiera beaucoup.

Si au contraire il ne peut faire aucun mouvement, vous passerez vos mains sous lui et vous enroulerez les draps comme précédemment.

S'agit-il d'un blessé qui aura été amputé? vous prendrez la précaution de soulever le moignon lorsque le drap passera dessous.

Une recommandation, que je ne saurais trop vous faire, dans l'intérêt de la tranquillité et du bien-être du malade, c'est de ne pas le fatiguer par des paroles inutiles, et par des instructions autour de son lit.

Ne touchez jamais au lit d'un malade, d'un amputé ou d'un opéré quelconque, sans avoir rassemblé à l'avance tous les objets dont vous pourrez avoir besoin. Quand vous aurez tout préparé, vous devrez faire chaque chose en silence avec le moins de paroles possibles.

Le changement de draps fatigue toujours un grand malade; aussi, quand vous aurez terminé, vous lui donnerez promptement quelque stimulant que vous aurez placé à l'avance près de son lit (liqueur ou vin), ou de la nourriture s'il la préfère, afin d'éviter l'épuisement qui succède toujours à un changement de draps.

Si le malade a subi une opération, pouvant être suivie d'une hémorrhagie, ou de suppuration, vous garnirez son lit de façon à pouvoir, sans trop le troubler, changer la garniture au cas où elle viendrait à être maculée. Vous devrez toujours enlever et changer cette garniture, le séjour du sang ou de la suppuration pouvant être un danger pour l'opéré, à cause de la décomposition que peut amener rapidement la chaleur du lit.

Avez-vous à soigner un malade qui a subi une amputation du membre inférieur, par exemple ? Disposez une alèze et une toile cirée en travers du lit, en les faisant descendre jusqu'au dessous du moignon, puis, préparez un *coussin* recouvert d'une toile cirée et d'une alèze, pour recevoir et soutenir ce moignon

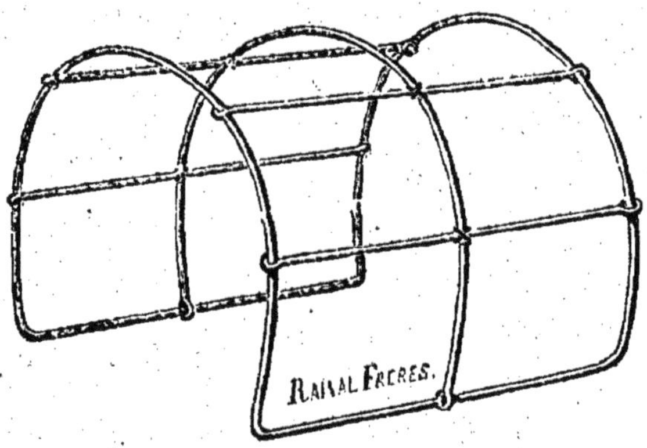

Ajoutez ensuite des *cerceaux*, qui passeront par-dessus le membre amputé, et qui sont destinés à empêcher les pièces supérieures de la literie de presser sur le moignon.

Pour soigner un semblable malade, il est nécessaire de le découvrir ; pour cela, vous soulèverez les couvertures, et vous tirerez le drap de dessus sur lui, en couvrant le membre sain. Grâce à cette précaution, vous tiendrez le blessé décemment couvert. Lorsque le pansement sera terminé, il sera bon que vous disposiez les couvertures et le drap de dessus au niveau du cerceau, de telle façon que vous puissiez voir facilement dessous à travers ce cerceau, si le moignon saigne, et cela sans être obligée de déranger et de découvrir continuellement l'amputé.

Dans les cas d'opérations ou de blessures du ventre, vous placerez une toile cirée et une alèze en travers du milieu du lit, afin d'empêcher que le drap de dessous ne soit taché. Vous disposerez ensuite, sous le drap, un traversin ou un coussin, enveloppé d'une toile imperméable, de façon à maintenir les genoux élevés ; grâce à cette précaution, votre malade aura les muscles de son ventre dans le relâchement, ce qui contribuera à la guérison de la plaie. Enfin, un grand cerceau, passant par-dessus tout le corps, s'opposera à la pression du drap de dessus et des couvertures.

Si les malades ont du délire ? Afin de les empêcher de se jeter au bas de leur lit, vous disposez de chaque côté, entre le rebord et le matelas, une planche suffisamment longue et large.

Les lits destinés à recevoir des blessés atteints de fractures, surtout de fractures du membre inférieur, devront être particulièrement unis et durs. Pour atteindre ce but, vous ferez placer entre le sommier et le matelas une planche aussi large et aussi longue que le lit.

Ces quelques indications vous suffiront, j'espère, Mesdames, pour vous permettre de préparer convenablement un lit, pour quelque opération et quelque blessé que ce soit.

Les *rideaux aux lits* devront être proscrits d'une façon absolue. Ces rideaux, mauvais pour les personnes qui se portent bien, le sont encore davantage pour les malades ; enfin, ce sont des réservoirs à poussières et à germes infectieux.

Si un malade vient à succomber à la suite d'une affection contagieuse telle que : fièvre typhoïde, érysipèle, infection purulente, tétanos, etc., vous devrez immédiatement enlever tous les objets de la literie ainsi que le lit et vous devrez les faire désinfecter et mieux les remplacer à neuf.

Pour les blessés, les chirurgiens font souvent usage de coussins remplis de balles d'avoine. L'enve'oppe peut être indifféremment en toile ou en une autre substance. Les dimensions en sont très variables, ils devront être remplis modérément. La balle d'avoine a l'avantage d'échauffer peu le malade, et de se déplacer avec une grande facilité, ce qui permet de donner au coussin la forme convenable. Le crin et la laine ne présentent pas cet avantage.

Un coussin sali doit être mis de côté, la balle doit être jetée, l'enveloppe lavée et désinfectée avant de servir de nouveau.

On trouve, dans le commerce, des coussins en caoutchouc vulcanisé qu'on remplit d'air ou d'eau. Je n'ai pas à apprécier ici la valeur de ces coussins, laissant au chirurgien, sous les ordres duquel vous ferez des pansements, le droit de les prescrire.

On peut employer également des coussins remplis de sable.

Je vous ai entretenu, il y a quelques instants, des bassins qui servent aux malades qui ne peuvent pas se lever pour aller aux cabinets d'aisance, et, je vous ai dit que je donnais la préférence aux vases de faïence. Il me reste à vous parler du mode d'emploi de ces bassins.

Lorsque vous placerez un *bassin* sous le siège d'un malade, vous devrez le faire glisser avec précaution.

S'il s'agit de malades menacés d'escarres, vous devrez enduire les bords du bassin d'une légère couche de vaseline, afin de lui permettre de glisser facilement sans déchirer la peau déjà considérablement amincie.

Dans la mauvaise saison, n'oubliez pas de chauffer le bassin en le plongeant quelques instants dans de l'eau chaude, et, avant de le placer, assurez-vous bien qu'il n'est pas chaud au point de pouvoir déterminer une brûlure.

Pour le service des malades, il vous faudra également avoir des *urinals* en faïence.

Il me reste enfin, pour compléter cette conférence, à vous entretenir de trois choses qui peuvent être des causes de méphitisme dans la chambre de votre malade ou de votre blessé, c'est la proximité des *égouts*, des *fosses d'aisance* et des *fumiers*.

ÉGOUTS

On donne le nom d'*égouts* à des canaux souterrains destinés à recevoir des eaux infectes ou encombrantes, à leur donner passage et à les conduire dans un courant d'eau où elles se perdent. Les égouts peuvent être également des conduits découverts qui remplissent le même but.

Ce n'est pas toujours dans un cours d'eau que les eaux des égouts vont se rendre, c'est souvent dans un puits perdu ou dans un sol absorbant.

Je ne vous dirai rien des égouts formés par des canaux souterrains, ils sont du ressort des municipalités. Il n'en est pas de même de ceux qui sont formés par des conduits découverts et qui se trouvent aux portes ou dans l'intérieur des habitations.

Ceux-ci devront être bien construits, bien tenus, continuellement surveillés et lavés à grande eau ; dans ces conditions, ils ne présenteront pas d'autre inconvénient, au point de vue de la salubrité de votre maison, que de répandre, pendant certains jours de chaleur, quelques odeurs désagréables.

Ne vous exagérez nullement cet inconvénient. Ces odeurs sont plus désagréables que nuisibles, elles sont produites par le dégagement de quelques gaz hydrogénés légers.

Pour les désinfecter, faites employer le chlorure de chaux, mais plus souvent le sulfate de fer et le chlorure de zinc, que vous ferez répandre sur leur trajet.

FOSSES D'AISANCES

Les principaux inconvénients des *fosses d'aisances*, sont d'entretenir trop souvent de l'humidité et des odeurs désagréables dans les habitations.

Il n'est pas encore prouvé que ces gaz ou ces vapeurs, répandus dans l'atmosphère, soient nuisibles à la santé.

Quoi qu'il en soit, je vous engage à surveiller et à contrôler constamment la bonne tenue des fosses d'aisances. Quand les matières contenues dans les fosses d'aisances viennent à fermenter, il se développe deux gaz odorants, qui peuvent alternativement dominer suivant une foule de circonstances, l'hydrogène sulfuré et l'ammoniaque.

L'hydrogène sulfuré se trouve surtout dans les fosses abandonnées. Les sels ammoniacaux se rencontrent dans les fosses qui reçoivent constamment des urines.

A moins de conditions spéciales, les fosses d'aisances doivent être étanches.

Dans certaines localités, à Saumur par exemple, la disposition poreuse du sol n'a pas permis jusqu'à ce jour de faire des fosses étanches, aussi voyons-nous, au moment des inondations de la Loire et du Thouet, les fosses d'aisances, certaines caves et les puits se remplir d'eau et se mettre au même niveau. Quand les eaux se retirent, les puits étant en général plus profonds que les caves et les fosses d'aisances, ceux-ci reçoivent tous les produits solubles et les malpropretés que ces eaux entraînent avec elles ; de là, la mauvaise odeur et le goût de pourri des eaux de certains puits ; de là encore l'éclosion de fièvres typhoïdes à la suite des crues. Le sol, au premier abord, pourrait être considéré comme un filtre, et l'eau ne devrait pas entraîner avec elle des produits méphitiques ; malheureusement, ce sol a été tellement perforé par les infiltrations périodiques et il est tellement saturé de ces produits, que nécessairement aujourd'hui il n'agit plus à la manière d'un filtre.

Les fosses d'aisances doivent être munies d'un *ventilateur* destiné à écarter les dangers d'asphyxie et à prévenir les mauvaises odeurs qui peuvent se répandre dans la maison.

Les cabinets doivent être à cuvettes, les cuvettes munies de bondes hydrauliques, et le tuyau principal armé d'une fermeture à bascule.

FUMIERS

Les *fumiers* des chevaux ou des bestiaux ont été souvent mis en cause, bien à tort, par les médecins d'épidémies et par certains conseils d'hygiène.

Il n'en est pas de même des fumiers des villes, qui renferment constamment des détritus d'animaux en décomposition.

Je ne saurais trop vous recommander de ne jamais laisser séjourner ces derniers dans le voisinage des habitations.

BAIGNOIRES

Outre l'installation d'une habitation ou d'une salle de malades, telles que je viens de vous les décrire, il serait fort utile d'avoir une baignoire à la portée des malades ou des blessés.

Cette baignoire aura surtout pour but, d'éviter au malade de faire un trajet plus ou moins long, et souvent dangereux, pour aller prendre un bain

Je me contente de vous signaler seulement cet accessoire, la question des bains devant vous être traitée largement dans une autre conférence.

Si vous voulez, Mesdames, vous pénétrer des quelques conseils que je viens de vous énumérer, vous aiderez puissamment le médecin dans sa tâche difficile, et vous contribuerez, pour une très large part, au soulagement et à la guérison des malades ou des blessés confiés à vos soins.

FRACTURES

Mesdames,

Je me propose de vous parler, dans cette conférence, des fractures en général. Le sujet est bien vaste, mais j'abrégerai, en me bornant à ce qui peut vous intéresser.

On désigne sous le nom de *fracture* la rupture violente, partielle ou complète, d'un os ou d'un cartilage dur.

Tous les os ne sont pas au même degré exposés aux fractures, et les fractures se présentent sous des formes très différentes.

Avant d'aborder cette question, il me paraît indispensable de vous dire que tous nos os ne sont pas faits de la même façon. Les uns sont larges et plats, les autres courts et épais, d'autres enfin longs et fragiles.

Je ne vous entretiendrai pas des fractures des os larges, comme par exemple celles des os du crâne, elles sont essentiellement du ressort du chirurgien.

Les fractures des os courts sont rares, parce que ces os sont très résistants et qu'ils laissent très peu de prise à la rupture.

Les os longs, au contraire, servant pour ainsi dire de colonnes, d'arcs-boutants ou de leviers à notre corps, sont très exposés à ces genres de lésions. Ils sont composés, en majeure partie, de tissu compact et dur, mais ils sont fragiles. Les os de la cuisse, de la jambe, du bras, de l'avant-bras, dans toute leur partie moyenne, sont formés avec ce tissus compact. Ils se brisent comme du bois sec ou du verre sous l'action d'une chute ou d'un choc ; ils éclatent et se fèlent sous l'action d'une balle.

D'autres os sont formés exclusivement de tissu spongieux, lequel, comme son nom l'indique, offre un certain degré de mollesse. Nos os courts, et les extrémités des os de nos membres, sont formés avec ce tissu spongieux. Ils ne subissent de dégâts qu'au niveau des points atteints ; la fracture par conséquent, produite par une balle, reste limitée à la sphère d'action de cette balle.

Deux cas peuvent se présenter : ou bien les blessés vous seront confiés avant l'intervention d'un chirurgien, ou bien, et ce sera le cas le plus fréquent, vous ne les recevrez qu'après la réduction de la fracture et l'application d'un premier appareil ; de là, des précautions et des soins différents.

Les fractures, qu'on rencontre à la guerre, sont des fractures par chutes ou par projectiles de guerre.

Suivant les causes qui les ont déterminées, les fractures peuvent être *simples* ou *compliquées*.

Les *fractures simples* sont celles dont la rupture ne porte que sur un seul os, les chairs n'ayant éprouvé que le dommage inséparable de la blessure.

Si l'os est rompu en différents endroits, ou si les deux os qui composent un membre, comme l'avant-bras par exemple, sont cassés, sans cependant qu'il y ait d'autre accident, on dit que la fracture est *composée*.

On considère encore comme une fracture simple, celle dont la continuité est conservée en partie au moyen de quelque portion osseuse qui n'a point souffert de rupture. Cette fracture simple est dite *incomplète*. C'est cette fracture que l'on observe chez les enfants, alors que leurs os ne sont pas encore complètement ossifiés. Il se passe dans leurs os la même chose que dans un jeune arbre que l'on a courbé trop fortement. Celui-ci éclate sur la convexité de la courbure, tandis que la concavité résiste.

Les fractures simples et sans plaies sont assez rares dans la chirurgie de guerre. Il n'en est pas de même des fractures compliquées de plaies, ni des blessures dans lesquelles il y a fracas des os. Il est nécessaire de les distinguer, et pour cela, il suffit de savoir reconnaître les fractures des os des membres. Quand il y a, dans une fracture, blessure des parties molles, on trouve toujours un gonflement inflammatoire plus ou moins grand. Ce gonflement varie, suivant l'étendue de la plaie et suivant la nature des parties déchirées.

Mesdames, après cet aperçu général, nous allons examiner, tout d'abord, à quels signes on reconnaîtra une fracture, et quels sont les précautions et les soins qui vous incomberont, si vous recevez le blessé avant l'intervention d'un chirurgien. C'est un cas à prévoir, bien que les Dames des Associations des Secours aux blessés des armées, ne paraissent qu'en seconde ligne, et que les blessés ne doivent vous arriver qu'après un premier pansement ; mais, que peut-on prévoir des terribles surprises de la guerre ?

SIGNES DES FRACTURES

Si le blessé vous arrive avant aucune intervention de chirurgien, il faudra reconnaître la fracture. Vous la reconnaîtrez à trois sortes de signes :

1° Les *renseignements* du blessé ou des personnes qui l'accompagnent.

2° La *douleur*, l'*impossibilité du membre à se mouvoir*, la *contusion des chairs* et leur *gonflement*.

La *douleur* est un symptôme insuffisant, parce qu'une contusion fait quelquefois plus souffrir qu'une fracture. Ce qui donne à ce signe un caractère capital, c'est sa localisation précise en un point où toute pression l'exaspère. Dans la contusion, la douleur est moins limitée et plus uniforme.

L'*impossibilité du membre à se mouvoir* est un signe presque constant dans une fracture. Il arrive cependant quelquefois, que par suite d'engrènement dans l'os fracturé, ou par suite de la pénétration des fragments l'un dans l'autre, ou leur maintien par les tissus, le blessé peut faire un certain nombre de mouvements. Cette impossibilité du membre à se mouvoir est encore un signe insuffisant, parce qu'il se présente quelquefois au même degré dans une contusion ou une simple entorse.

La *contusion* et l'*épanchement de sang*, qui en est presque toujours la manifestation, existent le plus souvent dans les fractures, mais cet épanchement de sang, connu sous le nom d'*ecchymose*, n'apparait parfois que quelques jours après l'accident.

Le *gonflement des chairs*, qu'il arrive quelques instants après ou plus tard, comme ce sera en temps de guerre le cas le plus fréquent, n'est pas plus caractéristique d'une fracture que d'une contusion. Ce signe, loin de nous venir en aide, pour reconnaître une fracture, l'entrave souvent, en nous masquant l'état de l'os, aussi arrive-t-il quelquefois que nous sommes obligés d'attendre la disparition de ce gonflement pour porter un diagnostic précis. Si le gonflement est considérable, la peau offrira alors une certaine résistance au doigt, l'épiderme sera même soulevé par un épanchement de sérosité sanguinolente.

Comme vous le voyez, aucun des signes que je viens de passer en revue, et que vous rencontrerez dans une fracture, n'a de valeur absolue pour reconnaître sûrement cette fracture. Il n'en est pas de même de la troisième espèce de signes, que nous allons examiner, ce sont :

3° Les *signes sensibles ou physiques* : la *déformation du membre*, la *mobilité contre nature*, et la *crépitation*.

La *déformation d'un membre fracturé* s'observe le plus souvent à la simple vue. Elle pourra être constituée par la saillie des os qui soulèveront la peau du membre, ou bien, s'il s'agit d'une fracture avec plaie, par cette saillie des os à travers la plaie. Quelquefois cette déformation pourra être constituée par une dépression, une rotation, un raccourcissement ou un allongement du membre.

Le signe le plus précieux que nous ayons pour reconnaître une fracture, c'est la *mobilité contre nature*. On peut se contenter de ce signe en l'absence de tous les autres.

Cette mobilité peut se produire spontanément, et par la contraction des muscles qui ont leurs attaches sur les fragments des os cassés ; mais le plus souvent, pour le faire naître, il suffira de saisir les deux extrémités du membre, et de leur faire exécuter, avec précaution, des mouvements en sens inverse. Vous pourrez, Mesdames, faire usage de ce moyen quand vous vous trouverez seule en présence d'un semblable blessé, mais, il vous sera parfois impossible de découvrir cette mobilité anomale, lorsque vous ne pourrez agir que sur une seule face de l'os, comme dans les fractures des côtes.

Vous pourrez rencontrer encore deux autres difficultés qui s'opposeront à la constatation de la mobilité anomale de la fracture :

1° Si elle existe dans le voisinage d'une articulation dont les mouvements naturels pourront vous tromper ;

2° S'il s'agit d'os courts, maintenus par des ligaments puissants, tels que les os du poignet et du pied.

La *crépitation*, à laquelle quantité de chirurgiens attachent une grande importance, est un bruit que l'on produit, en faisant glisser l'un sur l'autre les deux extrémités d'un os fracturé. Ce résultat s'obtient surtout dans les fractures des os longs, mais, la recherche de ce signe arrache toujours d'affreux cris et est un sujet de torture pour le malheureux patient; c'est un signe dont on ne devrait faire usage que lorsque les autres font défaut. Il sera presque toujours facile d'imprimer des mouvements au membre sans arracher de douleur, et ces mouvements, que l'on produira avec beaucoup de précaution, suffiront pour reconnaître la fracture.

Je ne vous ai parlé, Mesdames, des moyens de reconnaître une fracture, que pour le cas où vous recevrez le blessé peu de temps après l'accident et avant l'intervention du chirurgien. Vous recueillerez ainsi pour lui, une série de renseignements que, plus tard, le gonflement des parties molles lui masquerait en partie.

FRACTURES DE GUERRE

Les fractures que vous aurez à soigner, comme infirmières, ne seront jamais aussi simples que celles dont je viens de vous passer les signes en revue, ce seront des fractures compliquées de plaies produites par les armes de guerre, par des chutes, par des écrasements.

Les fractures par chutes et par écrasements, sont les seules qui ressemblent à celles dont nous avons parlé jusqu'ici. Il y a donc lieu de leur appliquer les moyens de constatation déjà indiqués.

Quant aux factures produites par les armes à feu, nous distinguerons celles qui sont produites par les projectiles de l'artillerie et par ceux de l'infanterie.

Les fractures produites par les projectiles de l'artillerie seront en général accompagnées de larges plaies qui en rendront la constatation très facile.

Il n'en est pas de même des fractures par coups de feu. Avec le perfectionnement des armes à longue portée, ce qui vous frappera tout d'abord sera, dans la majorité des cas, l'apparence bénigne de la lésion, un simple séton dans les chairs, mais, par derrière, un os le plus souvent profondément endommagé.

A l'endroit où cet os aura été atteint par une balle, il sera réduit en quantité de fragments. Vous pourrez croire la blessure limitée au trajet de cette balle. Hélas ! le temps vous apprendra qu'il existe des fêlures nombreuses, rayonnant au-dessus et au-dessous du point qui a été atteint.

Une lésion qui semble limitée à quelques travers de doigt, peut comprendre les trois quarts de la longueur de l'os, quand celui-ci n'est pas intéressé dans son entier.

Et encore ! il semble parfois que trouant les parties molles voisines d'un os long, le projectile n'a fait que le heurter légèrement, sans lui avoir porté une grave atteinte. Cependant à l'endroit touché, l'enveloppe de l'os (le périoste), tombe en gangrène ; on peut encore croire à une simple dénudation par contusion, mais surviennent des accidents des plus inquiétants, bientôt mortels, et inexplicables par la bénignité apparente de la lésion. L'os n'aura pas été seulement dénudé ou éraflé en un point restreint, mais il aura été fendu dans la majeure partie de sa longueur et dans toute son épaisseur. Heureusement, il n'en est pas toujours ainsi, certaines parties du squelette sont seulement trouées comme les parties molles.

Je ne vous ai exposé ces considérations, Mesdames, que pour vous engager, en présence de pareilles blessures, à vous contenter d'immobiliser le plus soigneusement possible le membre atteint, la recherche de la mobilité des fragments ou de la crépitation, en pareil cas, ne pouvant être qu'une aggravation à la fracture, la plupart du temps restée incomplète.

Je vous ferai les mêmes recommandations pour les blessures par armes blanches, qui n'occasionnent, généralement aussi, que des fractures incomplètes.

Je ne ferai pas rentrer dans les fractures ces horribles broiements dont nous menacent les terribles engins de la guerre moderne.

Quelques précautions qui aient été prises dans le

transport du blessé, pour faire garder jusqu'à votre ambulance la position la plus stable au membre fracturé, il peut arriver un déplacement des fragments des os, et que leurs extrémités s'enfonçant dans les chairs, non seulement provoquent des douleurs vives, mais amènent des accidents parfois irrémédiables. Votre rôle, dans ce cas, sera de placer le membre dans une position et une direction naturelles, puis de le maintenir dans cette situation en attendant l'arrivée du chirurgien, qui rectifiera la fracture et maintiendra définitivement le membre fracturé.

Je ne vous indiquerai pas d'appareil, les mains étant assurément les instruments les plus parfaits que nous ayons à notre service. Vos mains souples et flexibles, vos doigts déliés et sensibles, pourront s'adapter à toutes les exigences que réclame le chirurgien. Si nos mains pouvaient rester en place tout le temps nécessaire à la consolidation d'une fracture, cette consolidation aurait lieu de la manière la plus douce, la plus parfaite et la moins embarrassante.

Dans le cas où vous serez obligées d'appliquer un appareil, en attendant le chirurgien, formulez cet appareil en cherchant à répondre le mieux possible aux impressions qu'éprouvaient vos mains en y suppléant.

TRAITEMENT

Nous allons examiner maintenant les différentes phases du traitement des fractures en relatant les soins qui incombent à l'infirmière. Les blessés arriveront selon toute probabilité avec un premier pansement.

Le rôle de l'infirmière sera de donner au membre fracturé une position stable, qui ne soit pas douloureuse, et que le blessé pourra conserver jusqu'à l'arrivée du chirurgien.

La position la plus favorable sera de le coucher sur le dos en prenant la précaution de lui maintenir la tête légèrement élevée. Si c'est un membre supérieur qui est fracturé, il faut l'étendre horizontalement le long du corps. Si c'est un membre inférieur, il faut l'allonger en tenant le pied un peu élevé. Calez le membre de façon qu'il soit dans l'immobilité la plus absolue, en lui donnant toujours une attitude naturelle. Si la fracture est accompagnée de plaie, veillez à ce que rien n'appuie sur cette blessure.

Le chirurgien intervenant, le premier pansement est enlevé et il commence alors le traitement définitif.

Ce traitement comprend deux grandes indications : la première consiste à *réduire* la fracture, la seconde à *maintenir* la réduction.

Le problème de la réduction consiste à mettre les fragments osseux le mieux possible en contact pour leur permettre de se consolider. Cette consolidation se fera par la formation d'une nouvelle substance osseuse, qui est connue sous le nom de *cal*.

Le cal forme au niveau de la fracture un gonflement tout à fait analogue à celui que vous voyez sur un arbre qui a été greffé. Il est quelquefois assez volumineux, mais, il commence à diminuer quelques mois après sa formation, par une résorption s'opérant lentement.

Si les extrémités fracturées n'ont pas été mises parfaitement en contact, le dépôt osseux n'aura lieu qu'à l'extrémité du fragment qui se trouvera en rapport direct avec l'autre ; dans ce cas, il se fera un *cal difforme*.

Si enfin le cal vient à ne, pas s'ossifier, ce qui malheureusement s'observe quelquefois, il se produira au niveau des fragments une sorte d'articulation qu'on désigne sous le nom de *pseudarthrose*, qui veut dire *fausse articulation*.

Avant de pratiquer la réduction, le chirurgien aura fait choix d'un appareil de fracture qu'il vous priera de préparer complètement ou en partie.

On désigne sous le nom d'appareil de fracture un moyen méthodique employé pour maintenir dans leurs rapports normaux, après réduction, les fragments de cette fracture.

Cet appareil devra être **contentif**, c'est-à-dire propre à immobiliser complètement les parties fracturées.

A cette immobilisation pourront se joindre deux méthodes qui augmenteront son action, ce sont : l'*extension* et la *suspension*.

Le appareils à fracture peuvent se diviser en deux classes :

1° Les *appareils improvisés* ou *irréguliers*.

2° Les *appareils classiques* ou *réguliers*.

Les *appareils improvisés* ou *irréguliers* seront ces appareils que vous trouverez le plus souvent à l'arrivée d'un convoi de blessés. Ils sont appliqués sur le champ de bataille ou le lieu même de l'accident avec des matériaux quelconques : branches, écorces d'arbres, faisceaux de paille réunis, jonc, fourreaux de sabre, fusils, couvertures, tuiles creuses, etc., etc.

L'emploi de ces différents objets est régi par les principes généraux de l'immobilisation.

Les *appareils classiques* ou *réguliers* sont des appareils dont la préparation et l'application sont soumises à des règles précises.

Trois choses résument les indications générales du traitement d'une fracture ce sont la *réduction*, la *contention* ou *immobilisation* et l'*antisepsie* s'il y a plaie.

Le chirurgien après avoir fait choix d'un appareil, pratiquera la *réduction* de la fracture.

Cette réduction est une opération qui consiste à redresser les os fracturés, en corrigeant leur déplacement, et en leur rendant les rapports normaux qu'ils ont cessé d'avoir.

Pour réduire une fracture, dans la plupart des cas, il faut opérer trois manœuvres : l'*extension*, la *contre-extension* et la *coaptation*.

On pratique l'*extension* sur le fragment osseux inférieur et sur la région qui offre le point d'appui le plus facile. S'agit-il d'une fracture de jambe ? Le membre devra être saisi autour du cou-de-pied et du pied ; pour la cuisse ? l'extension se pratiquera sur la

partie inférieure de la jambe et sur le pied ; pour les
fractures de l'avant-bras, la traction devra se faire au
niveau du poignet ; pour le bras enfin, elle aura lieu
soit au poignet soit à la partie inférieure du bras,
en fléchissant le coude.

Un seul aide, en général, suffit pour cette manœuvre. Il doit saisir à pleines mains le membre au
point voulu, exercer une traction lente, continue et
progressive, en tirant d'abord dans la direction du
déplacement du fragment, puis en le ramenant progressivement dans l'axe du membre de manière à
replacer peu à peu les fragments dans leur direction
normale.

La *contre-extension* est une manœuvre passive,
dont le rôle consiste seulement à empêcher le membre
de céder à l'effort que produira l'extension.

C'est généralement à la racine du membre que
s'exerce la contre-extension. On la fait faire par un
aide vigoureux qui fait usage soit de ses mains soit
d'une petite nappe ou d'une serviette pliée en cravate
et qu'il maintient fortement. A défaut de cet aide on
pourra pratiquer la contre-extension au moyen de
lacs, qu'on fixera au lit ou dans un anneau scellé au
mur.

Pendant que deux aides procèdent à ces deux manœuvres, le chirurgien pratique la *coaptation*.

Je vous demande la permission, Mesdames, de ne
pas vous décrire cette dernière phase de la réduction
d'une fracture, qui est du ressort du chirurgien.

Dans certains cas, rares il est vrai, le blessé peut

être pris de spasmes musculaires qui rendront impossible la réduction de la fracture. Le chirurgien est alors obligé d'avoir recours à des tractions soutenues et plus fortes, à l'aide de moufles, ou bien il se voit forcé de pratiquer l'anesthésie du blessé à l'aide du chloroforme, par exemple. Dans ce dernier cas, le chirurgien applique toujours l'appareil contentif avant le réveil du patient.

D'une manière générale, après la réduction d'une fracture, il faut maintenir cette réduction à l'aide d'appareils qui renfermeront le membre dans une enveloppe rigide, en lui conservant la forme et la direction données par le chirurgien.

Si la fracture est compliquée de plaie, on fait précéder l'application de l'appareil, de la désinfection de la fracture à l'aide de substances antiseptiques.

Après la réduction d'une fracture, le chirurgien appliquera l'appareil dont il aura fait choix et que vous aurez préparé. Ce sont ces différents appareils que je me propose de vous décrire, afin que vous puissiez les disposer en cas de besoin.

On peut diviser les appareils *classiques* ou *réguliers* en quatre catégories :

1re CATÉGORIE. — *Appareils à attelles*

2e CATÉGORIE. — *Goultières. Bottes. Plans inclinés.*

3e CATÉGORIE. — *Appareils modelés* { en métal, en carton, en gutta-percha, en feutre plastique.

4ᵉ CATÉGORIE. — *Appareils moulés solidifiables.* $\left\{ \begin{array}{l} \text{amidonnés,} \\ \text{dextrinés,} \\ \text{silicatés,} \\ \text{plâtrés,} \end{array} \right.$

1ʳᵉ CATÉGORIE. — *Appareils à attelles.*

Ce sont des appareils constitués par des pièces résistantes appelées *attelles*, de natures diverses, et destinées à servir de soutien aux membres fracturés.

La préparation de ces appareils nécessite *des pièces de linges, des liens ou lacs, des coussins et des attelles.*

Le type de ces appareils est celui de Scultet, que je vous décrirai dans quelques instants.

Les *pièces de linge* sont des bandes, des compresses simples, des compresses longuettes, des compresses graduées, des bandelettes séparées et des draps fanon.

Les *bandes* sont des pièces de tissus divers (toile, coton, flanelle, calicot, tarlatane, tissus élastiques, etc.) minces et étroites, employées généralement roulées sur elles-mêmes.

Leur longueur et leur largeur varient suivant l'usage qu'on veut en faire. Leur largeur sera de 2 à 8 centimètres. Leur longueur ne devra jamais dépasser 12 mètres au maximum, parce qu'elles seraient trop difficiles à tenir dans la main et par suite elles s'appliqueraient mal.

Les *compresses* sont des pièces de linge de dimensions variables, qu'on emploie soit simples, soit repliées un certain nombre de fois sur elles-mêmes. Dans les hôpitaux, elles sont préparées d'avance sur un type donné et elles sont numérotées suivant leurs dimensions. On ne les applique plus aujourd'hui sur les plaies, elles servent de moyens de contention.

Les *compresses longuettes* sont des compresses simples pliées quatre fois sur elles-mêmes, suivant la longueur.

Les *compresses graduées* sont faites avec des compresses simples repliées un certain nombre de fois sur elles-mêmes, soit d'une façon régulière, on a alors la compresse graduée régulière, soit en formant des gradins pour constituer la compresse graduée prismatique. Dans ces deux formes de compresses, les replis sont fixés par quelques points de fils, qui la traversent dans toute son épaisseur. Elles servent à maintenir les espaces interosseux ou les fragments des fractures.

Les *bandelettes séparées* sont des pièces de linge de 5 à 6 centimètres de largeur, et assez longues pour faire une fois et demie le tour du membre sur lequel elles doivent être placées.

Ces bandelettes sont fréquemment employées quand il s'agit d'un grand blessé, car, non seulement on peut les appliquer sans remuer le membre blessé, mais on peut encore les changer à volonté, sans imprimer de mouvement à ce membre.

Le *drap fanon* ou porte-attelles est une pièce de linge un peu plus longue que le membre blessé, et assez large pour en faire environ deux fois le tour. Ce drap fanon sert à retenir et à fixer les attelles qu'on roule dans ses bords.

Les *liens* ou *lacs* sont des pièces destinées à maintenir un appareil en place sur un membre. La plupart sont formés d'un ruban de fil ou de toile résistante, souvent munis d'une boucle à l'une des extrémités, ou bien ce sont de simples morceaux de bandes qu'on fixe avec un nœud en rosette. Ces liens sont disposés transversalement de distance en distance le long du membre. Trois suffisent pour une jambe, cinq pour une cuisse, deux pour l'avant-bras, ou pour le bras.

Les *coussins* ou *coussinets* sont destinés : soit à être placés entre les attelles et le membre, pour éviter la compression tout en renforçant la contention, soit à remplir certains buts spéciaux, comme le coussin de l'aisselle dans une fracture de clavicule ou de la partie supérieure du bras, soit à supporter le membre après application de l'appareil.

Les coussins, dans certains cas, pourront à eux seuls constituer tout l'appareil de fracture.

Les coussins, que l'on dispose entre les attelles et le membre, sont formés par une espèce de sac en toile de forme allongée et de dimensions variables, rempli d'une substance élastique et légère, comme la balle d'avoine. Cette balle d'avoine glisse facilement dans le coussin et lui permet de se mouler sur les saillies et sur les dépressions du membre. Vous ne devrez jamais remplir complètement le coussin afin que le chirurgien puisse modifier sa forme Il devra être plus long que le membre blessé afin d'immobiliser les deux articulations qui siègent au-dessus et au-dessous de la fracture. Il devra avoir de 7 à 8 centimètres de largeur pour les membres inférieurs, de 4 à 6 centimètres pour les supérieurs.

A défaut de coussins, on fait usage d'une *feuille d'ouate* suffisamment épaisse et dont on entoure l'attelle en la maintenant avec une compresse fixée par des épingles.

Les *coussins* que l'on place dans l'aisselle, pour les fractures de clavicule ou de la partie supérieure du bras, doivent avoir une forme pyramidale ou d'un coin, et ils sont remplis de crin ou de balle d'avoine.

Leur largeur dépassera les bords antérieur et postérieur de l'aisselle.

Les coussins qui sont destinés à supporter un membre, portent le nom de *coussins-supports*. Ils ne diffèrent des précédents que par leurs plus grandes dimensions.

Si le chirurgien veut soutenir latéralement les membres inférieurs pour les empêcher de tourner sur leur axe, il faudra placer le long des deux faces du membre, des coussins allongés remplis de sable fin et mesurant 8 centimètres environ de largeur.

Les *attelles* sont des pièces d'appareil en matière résistante ou légèrement flexibles, minces, longues et étroites, destinées à être placées le long du membre fracturé, soit pour maintenir solidement le contact des fragments, soit pour servir en même temps à une

extension et à une contre extension continues, soit à
suspendre le membre.

On emploie quantité de matériaux variés pour la
confection des attelles : le bois, le zinc, la toile métallique, le fil de fer, le carton, le cuir, la gutta percha,
le feutre plastique, le plâtre, etc.

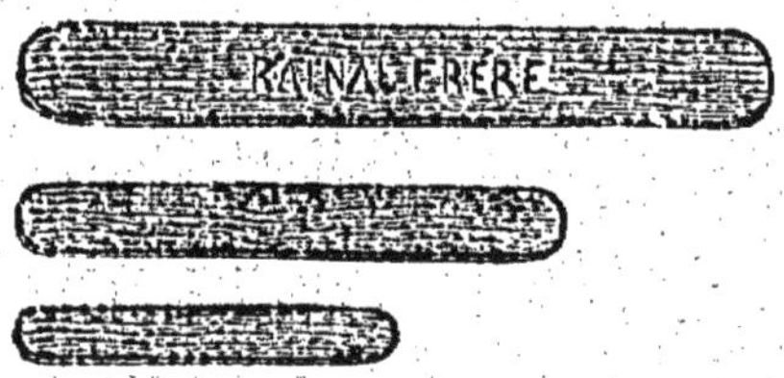

Suivant les cas, on peut avoir des attelles solides,
très résistantes, flexibles, malléables, et susceptibles
de se mouler sur les contours des membres.

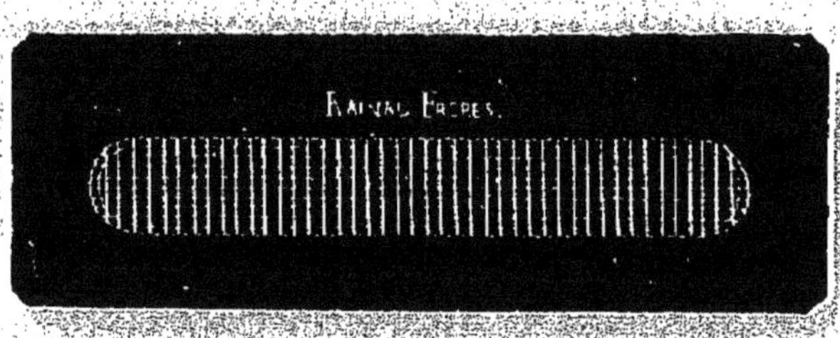

Vous modifierez leur longueur et leur largeur selon
les dimensions du membre pour lequel elles sont
destinées. Leur forme est variable, mais la plupart
sont plates et droites.

Ces différentes pièces vous étant connues, je vais
vous indiquer la manière de préparer un appareil de
Scultet, qu'on considère comme le type des appareils
à attelles et qui est d'un usage quotidien.

Appareil de Scultet.

Vous placerez sur une table des lacs que vous disposerez parallèlement en les espaçant de 10 à 15 centimètres et en ayant bien soin de mettre toutes les boucles du même côté.

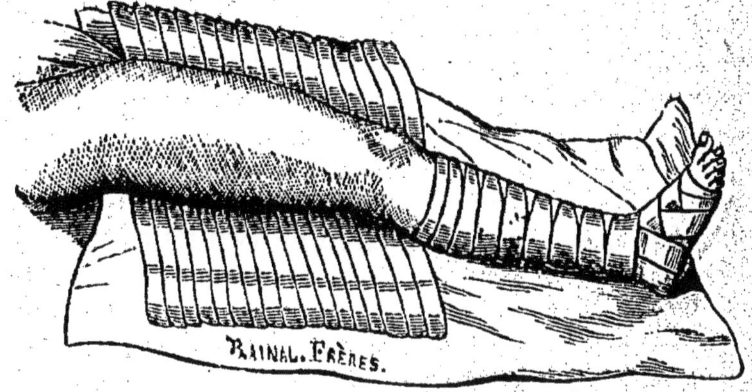

Vous étendrez sur eux un drap fanon et, par dessus, une couche de bandelettes pouvant faire une

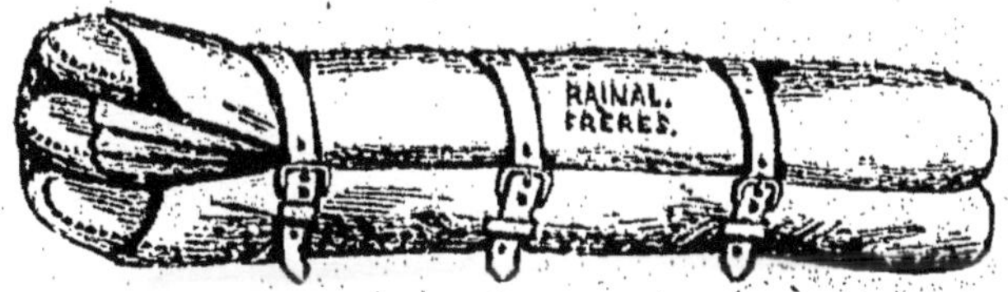

fois et demie le tour du membre. Une première bandelette est mise près du bord supérieur du drap fanon, parallèlement à lui; une seconde est placée sur la première et recouvre son tiers inférieur envion; une troisième est mise sur la seconde de la même manière,

et ainsi de suite en descendant jusqu'à 5 centimètres
environ du bord inférieur du drap fanon. Vous super-
poserez une couche de compresses longuettes de 5 à
6 centimètres de largeur, en procédant comme vous
aurez fait pour les bandelettes séparées. Vous appliquerez une attelle de chaque côté sur les extrémités
des bandelettes, perpendiculairement à celles-ci, puis,
vous les enroulerez avec le drap fanon en formant
deux rouleaux allant à la rencontre l'un de l'autre.
Avant de boucler le paquet avec les lacs, vous aurez
soin d'y mettre une troisième attelle moitié moins
longue que les deux autres et trois coussins, un également moitié moins long que les autres

Ainsi préparé, cet appareil de Scultet est tout prêt
à servir.

Outre les attelles plates et droites, dont je viens
de vous parler, on emploie aussi des *attelles coudées*
soit sur leur face, soit sur leurs bords.

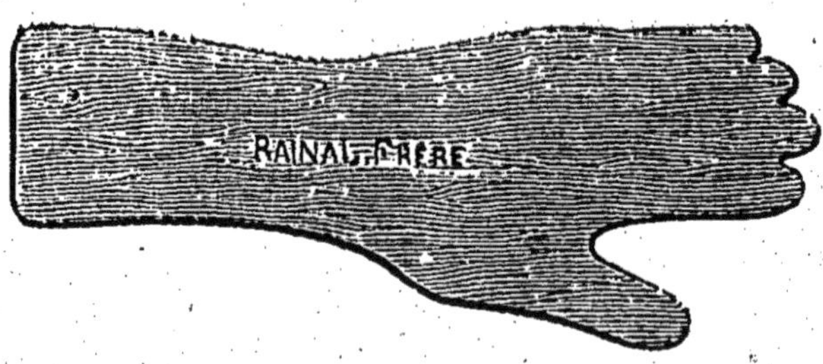

Les attelles destinées à la main, présentent une
partie élargie appelée *palette*, sur laquelle la main
peut s'appliquer exactement. Celles du pied sont cou-

dées à angle droit, et la partie verticale prend le nom de *semelle*.

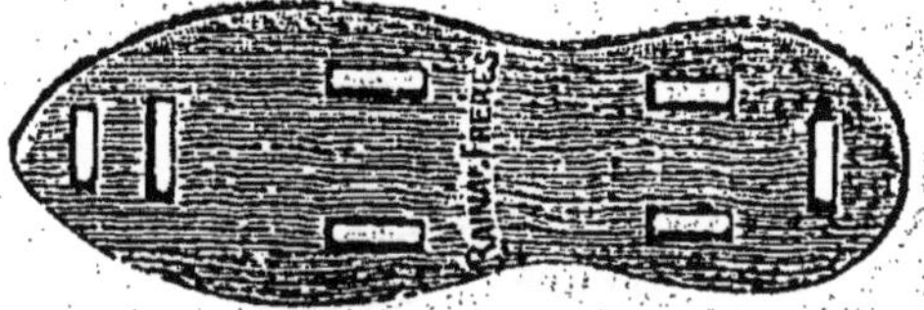

Le plus souvent, on emploie les attelles séparées, mais il est certains cas où le chirurgien se trouve dans la nécessité de les assembler, on a alors les *attelles articulées*. Ces attelles sont de longueur

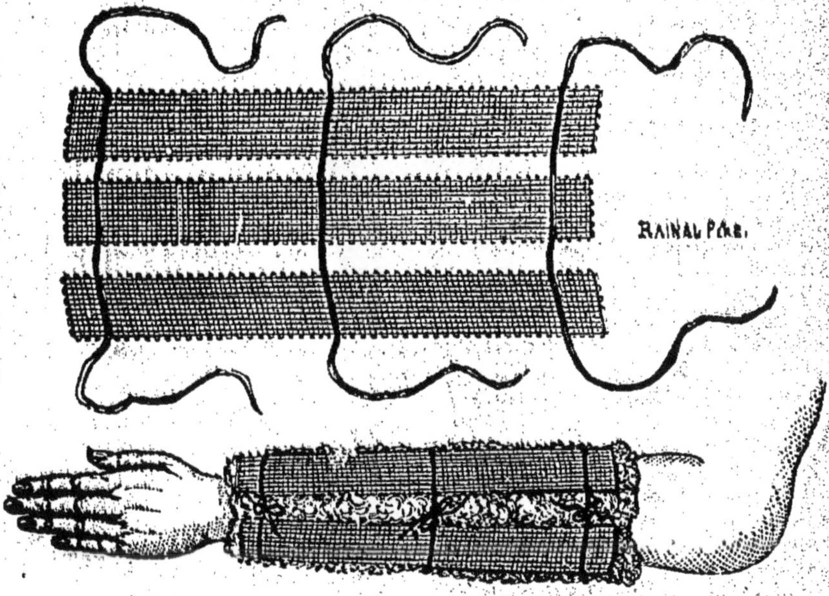

moyenne et on les réunit bout à bout pour obtenir une attelle de grande dimension. Ce genre d'attelle est très en usage dans le service de santé des armées et dans les compagnies de chemins de fer.

On peut également placer parallèlement et réunir

entre elles, par des liens, un certain nombre d'attelles, de manière à former autour du membre une sorte de

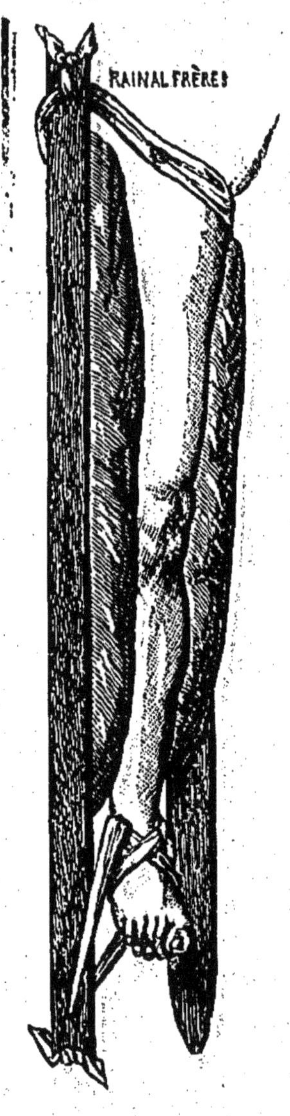

carapace qui porte le nom d'*attelles accouplées*. On emploie pour ce genre d'appareil des attelles métalliques, qu'on unit au moyen de cordons ou de galons plats passant dans une ou plusieurs mailles.

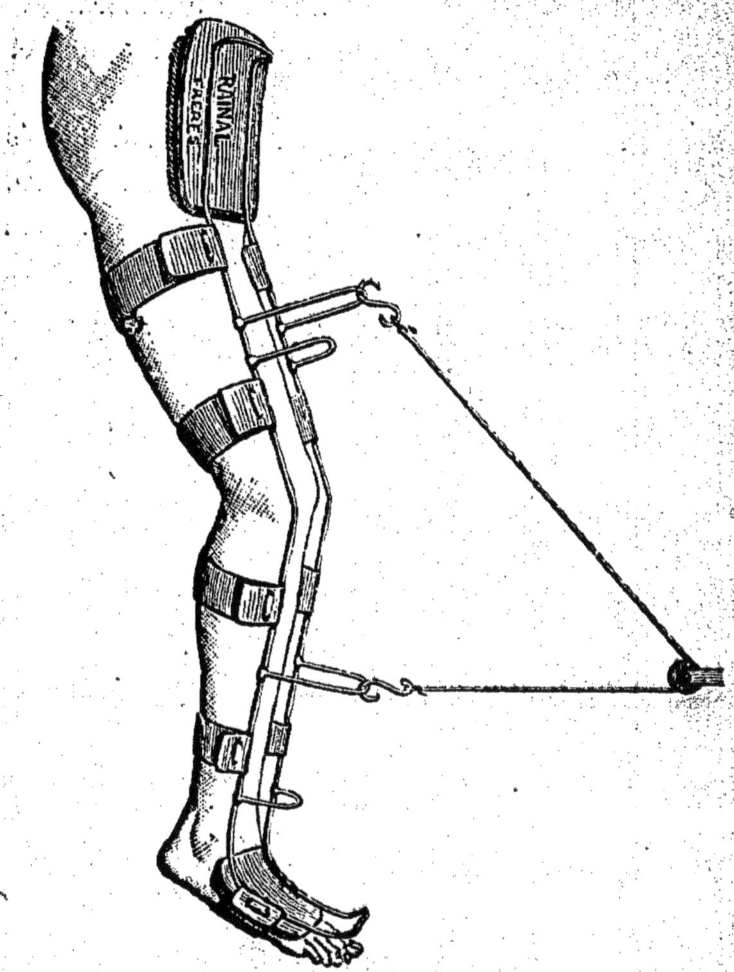

Toutes ces sortes d'attelles portent le nom générique d'*attelles à contention*.

Il existe encore deux sortes d'attelles, ce sont les *attelles à extension et contre-extension* et les *attelles à suspension*.

Le type des *attelles à extension* est l'attelle de Desault pour les fractures de cuisse. C'est une longue attelle portant à chaque extrémité une échancrure et une mortaise pour le passage des lacs extenseurs et contre-extenseurs.

Les *attelles à suspension* peuvent servir à la fois à contenir une fracture et à suspendre le membre.

Les unes se placent sur la face antérieure du membre, d'autres sur la face postérieure, d'autres enfin sur les faces latérales. On les fixe soit à l'aide d'un bandage plâtré soit à l'aide de tout autre bandage.

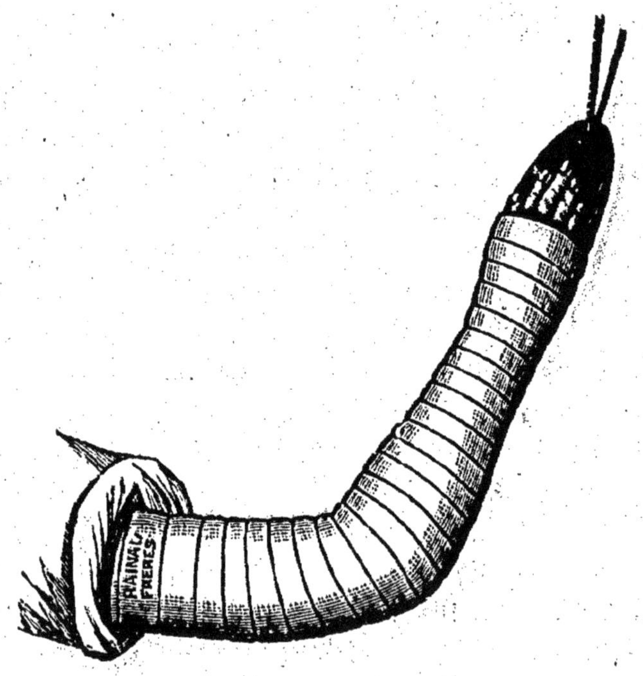

2ᵉ CATÉGORIE. — *Gouttières*.

Les *gouttières* sont des appareils de forme demi-cylindriques destinés à contenir les membres dont ils embrassent généralement la demi circonférence.

On se sert généralement, soit de gouttières métalliques, ou en bois, préparées d'avance; soit de gouttières fabriquées en moulant ou en modelant autour d'un membre des matières malléables, ou solidifiables, comme le carton, le plâtre, la gutta-percha, etc.

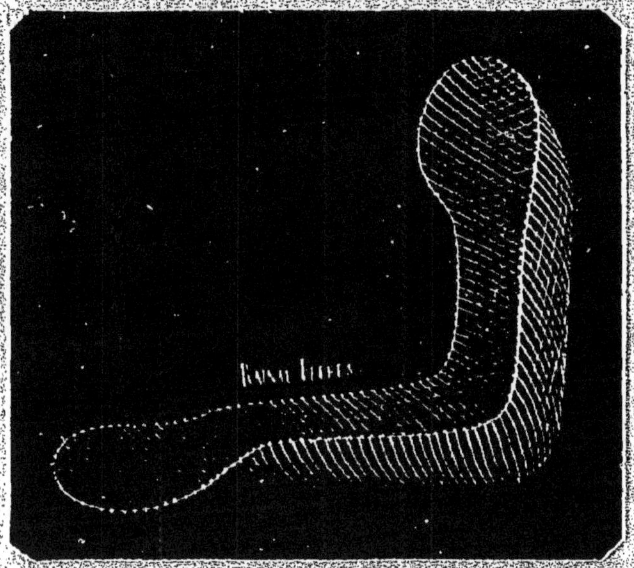

Les gouttières peuvent être divisées en :

1° *Gouttières en toile* ou *treillis métallique.*

2° *Gouttières à parois pleines* : elles sont faites en bois, en cuivre ou en zinc.

3° *Gouttières modelées* : qui peuvent être en métal, en carton, gutta-percha ou feutre plastique.

4° *Gouttières en substances solidifiables et durcissantes* : amidon, dextrine, silicate de potasse, plâtre.

Les *gouttières en toile métalliques* sont en général
galvanisées ou étamées. Elles sont faites de fils de fer
parallèles et reliés par des fils transversaux. Elles

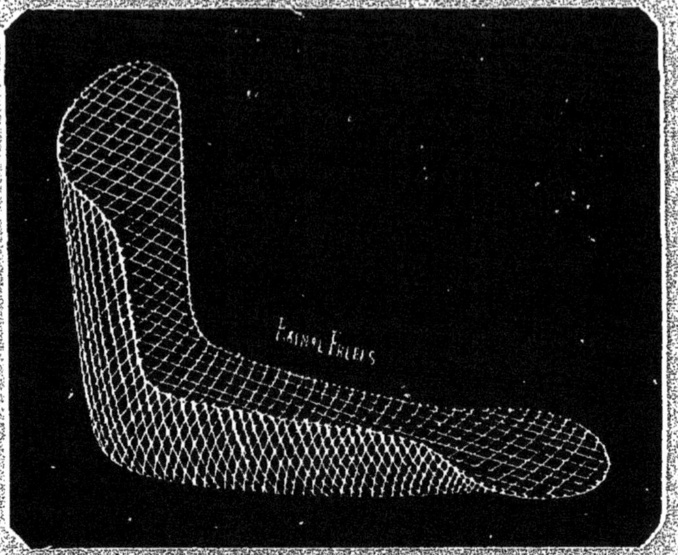

représentent un demi-cylindre soutenu sur ses bords
par un cadre en fer résistant.

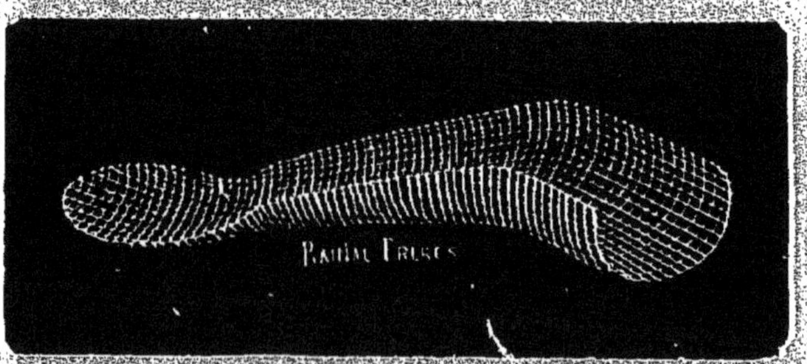

On construit des gouttières en toile métallique
pour les membres supérieurs et inférieurs; des gouttières à charnières permettant de fléchir plus ou
moins le coude ou le genou.

D'autres ont des valves latérales, pour faciliter les pansements.

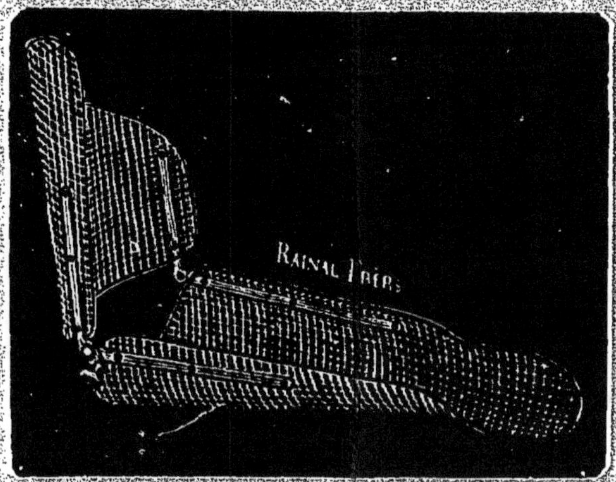

Ces gouttières, qui conviennent parfaitement pour les grands blessés, sont souvent garnies par le fabri-

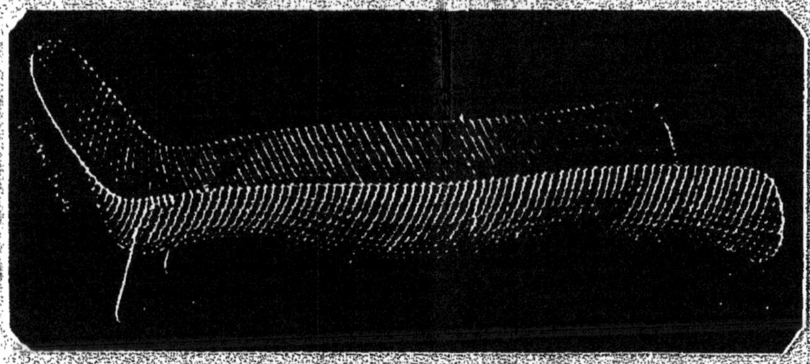

cant, de matelas de crins. Mais, ces matelas se détériorant et se salissant promptement, votre rôle, Mesdames, sera de les remplacer par une épaisse couche d'ouate que vous recouvrirez de taffetas gommé

pour empêcher la souillure de l'appareil. Vous
replierez les bords du taffetas extérieurement au-

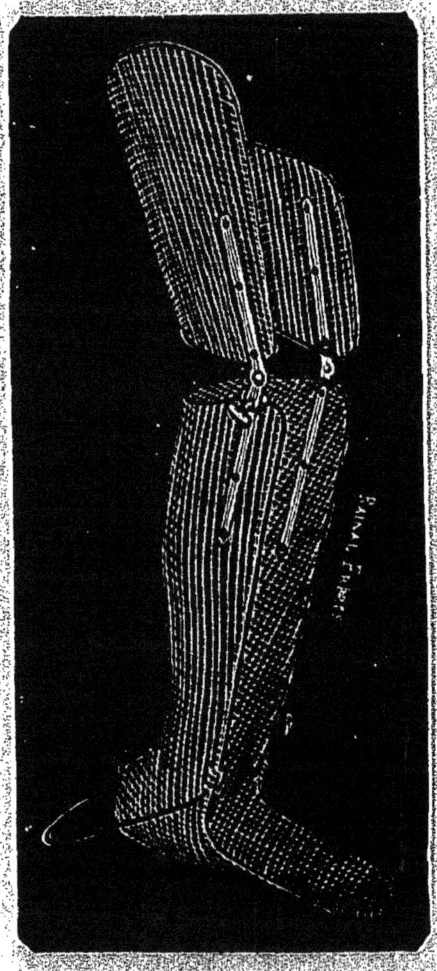

dessus des bords de la gouttière et vous les fixerez de
distance en distance au moyen de fils, de rubans
ou d'épingles, en ayant soin d'y ménager des inter-
valles destinés à fixer des lacs pour rapprocher l'un

de l'autre les bords de la gouttière afin de maintenir
le membre plus solidement. Ainsi préparée, sur
l'ordre du chirurgien, que vous assisterez, cette gouttière sera glissée sous le membre blessé avec les plus
grandes précautions.

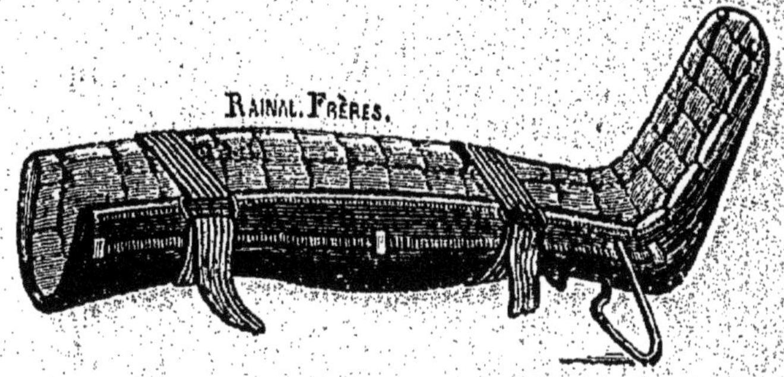

Si la gouttière est destinée au membre inférieur,
n'oubliez pas, Mesdames, de disposer un tampon
épais d'ouate, un peu au-dessus du talon du blessé,
afin de lui éviter l'apparition de douleurs fort pénibles
que connaissent parfaitement ceux qui ont eu des
fractures de jambes. L'appareil sera ensuite adapté
au membre par le moyen de lacs fixés sur les bords.

Je vous mentionnerai, en passant, la grande gouttière de Bonnet, de Lyon, laquelle est destinée à
immobiliser simultanément les membres inférieurs,
le bassin et une partie du tronc. Cet appareil peut
servir pour les fractures de cuisse, du bassin, et
même de la colonne vertébrale.

Je ne vous décrirai pas toutes les gouttières métalliques qui ont été construites, leur énumération seule
m'entraînerait en dehors de vos attributions.

Je ne vous décrirai pas non plus les boîtes et les plans inclinés qui rentreraient dans cette catégorie.

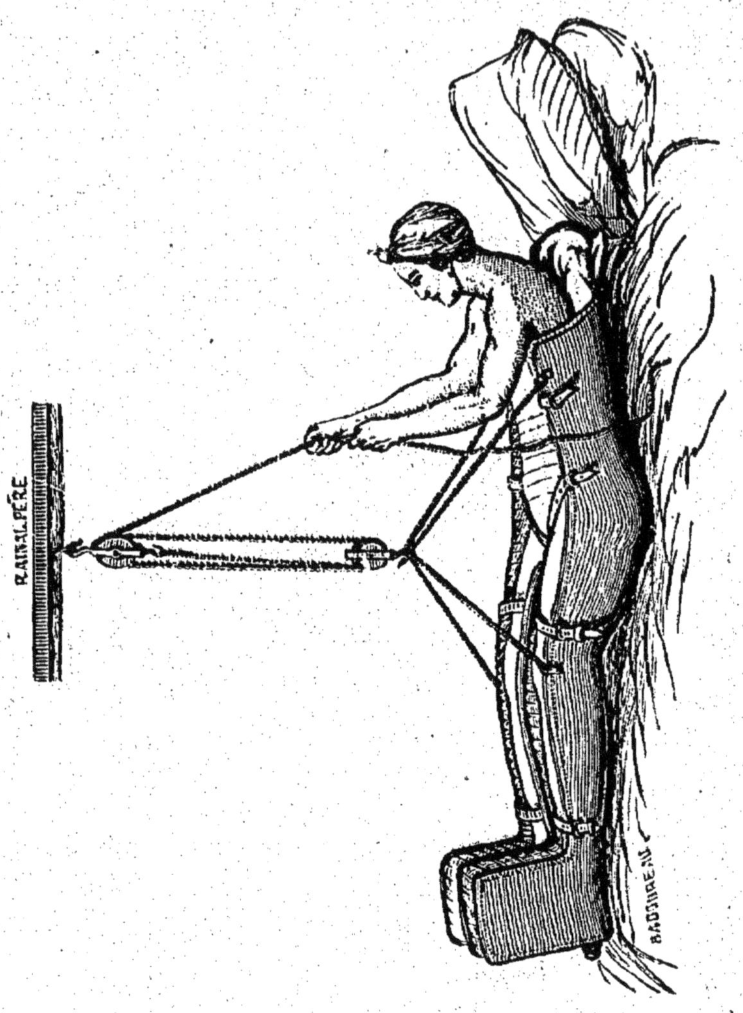

3e CATÉGORIE. — *Appareils modelés.*

Certains appareils modelés peuvent rentrer dans la catégorie des gouttières.

Parmi les *appareils modelés métalliques* je ne vous citerai que les appareils en zinc de M. Raoult-Deslongchamps, ancien médecin principal à l'École de cavalerie.

Ces appareils sont taillés dans des feuilles de zinc d'après un patron préalablement dessiné au moyen de mesures prises sur le membre. L'appareil obtenu, on le façonne sur le dossier d'une chaise. Avant de l'appliquer, vous le garnirez d'une couche assez épaisse d'ouate et vous disposerez sur cette ouate des bandelettes de toile comme vous l'avez fait pour l'appareil de Scultet. Vous glisserez, sur l'ordre du chirurgien, l'appareil sous le membre, et il sera maintenu en place à l'aide de lacs munis de boucles qui l'entoureront complètement.

Les *appareils modelés en carton* sont excellents pour la chirurgie des enfants et excellents pour l'approvisionnement des armées.

On fait avec le carton, des attelles, des gouttières, et même des appareils complètement enveloppants. Le carton d'almanach est excellent pour maintenir les fractures de l'avant-bras et du bras chez un enfant.

Pour préparer un appareil en carton, vous couperez le carton avec un couteau ou un tranchet, suivant la forme que vous indiquera le chirurgien que vous assisterez. Il faudra couper ce carton obliquement aux dépens de sa face externe, afin de lui donner la souplesse nécessaire au modelage. Ce carton, une fois taillé, sera plongé pendant une ou deux minutes, avant de l'utiliser, dans de l'eau contenue dans un vase assez grand pour qu'il ne se courbe ou ne se replie pas. Pour certains cartons poreux, il suffira de les mouiller à leur surface avec une éponge. Le chirurgien, après avoir garni d'un bandage roulé et d'une couche d'ouate le membre fracturé, placera le carton mouillé, qu'il modèlera par la pression de ses mains, et il le fixera avec une bande de tarlatane. Cette bande de tarlatane est préférable à une bande de toile, afin de faciliter l'assèchement du carton qui aura lieu en trente-six heures environ.

Pour rendre cet appareil imperméable, il suffira, une fois sec, de le retirer et de coller des bandes de papier sur les incisions qui auront été faites pour faciliter le modelage, puis de le vernir avec une solution alcoolique de gomme laque, ou bien de le recouvrir de papier glycériné ou de gutta-percha laminée.

On fait également des appareils avec de la gutta percha et des appareils en feutre plastique.

4e CATÉGORIE. — *Appareils moulés solidifiables.*

Parmi les *appareils moulés solidifiables* je vous citerai les *appareils amidonnés.* Ces appareils, mettant deux ou trois jours à durcir, sont aujourd'hui abandonnés par la majeure partie des chirurgiens.

La *dextrine* a subi le sort de l'amidon, parce qu'elle présentait, en plus de sa longueur à se solidifier, l'inconvénient d'être souvent de mauvaise qualité, ce qui rendait la solidification irrégulière ou impossible.

On a mélangé la *dextrine* avec du *plâtre* et par ce moyen on a rendu le durcissement plus rapide et la résistance plus grande.

Les *appareils silicatés* sont ceux qu'il faut préférer quand il s'agit d'immobiliser une jointure ou un membre tout en exerçant une compression continue.

Pour les confectionner, vous préparerez des bandes en tissu lâche, poreux, légèrement extensible et très résistant, de l'ouate et des attelles flexibles. On

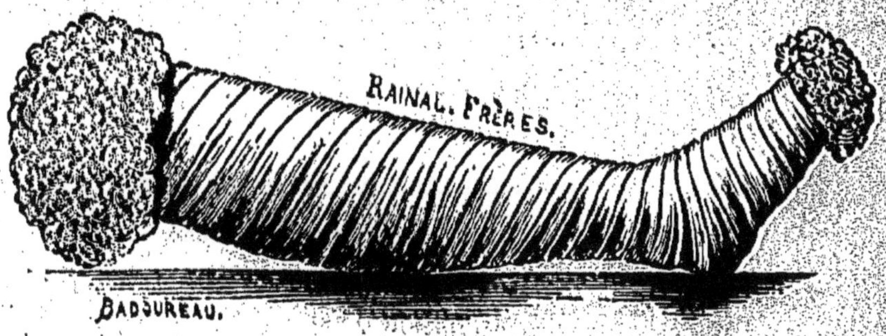

applique sur le membre une couche d'ouate, puis, une ou plusieurs bandes de toile ou de coton.

On imprègne ensuite les bandes en tissu lâche de silicate de soude ou de potasse, qui se trouve tout apprêté dans le commerce.

Avant l'application d'un semblable appareil, vous garnirez d'alèzes le lit du malade afin de le préserver des éclaboussures, puis vous roulerez les bandes à la main et les plongerez dans le vase qui contiendra le silicate, ou bien, à l'aide d'un gros pinceau plat, vous imprégnerez la bande au fur et à mesure que le chirurgien l'appliquera sur le membre.

Quand l'appareil aura été mis, vous suspendrez le membre à l'aide de bandes de toile, ou, si la disposition du lit ne permet pas cette suspension, vous le placerez sur une toile cirée recouverte d'une alèze. Vous le laisserez ensuite sécher à l'air en l'empêchant d'adhérer à cette alèze.

Veillez bien, pendant tout ce temps, à ce que votre blessé ne contracte aucun refroidissement.

Le durcissement de l'appareil demande sept à huit heures, le durcissement complet vingt-quatre environ. Après ce durcissement, quand par conséquent aucune substance du lit ne sera susceptible d'adhérer à l'appareil, vous enlèverez les alèzes, vous déferez les bandes de suspension en soutenant le membre de façon à ne lui imprimer aucune secousse. Vous le placerez alors doucement dans le lit en le recouvrant d'un cerceau destiné à le protéger contre la pression des draps et des couvertures.

L'appareil silicaté ayant été maintenu autour du membre pendant le temps que le chirurgien a jugé nécessaire, celui-ci pourra vous prier de l'enlever. Pour cela, vous aurez deux moyens à votre disposition :

Le premier, sera peut-être un peu difficile pour vous, car il consiste à fendre en long l'appareil avec une cisaille, à écarter ensuite les deux moitiés, et à retirer le membre du blessé. Dans ce cas, les bandes dont vous vous serez servies pour la confection de cet appareil seront complètement sacrifiées.

Le second moyen sera beaucoup plus facile à exécuter, c'est du reste celui auquel je donne la préférence. Il consiste ou à humecter tout l'appareil à l'aide d'eau chaude, ou à placer le membre dans un bain chaud. Le silicate de potasse ne tarde pas à se ramollir; vous n'aurez plus alors qu'à dérouler les bandes. Dans ce dernier cas, elles pourront resservir après nettoyage.

Les *appareils plâtrés* sont ceux qui, à cause de leur facilité d'exécution et de leur rapidité de solidification, jouissent d'une faveur bien méritée.

Ce sont ces appareils qui permettent le mieux aux chirurgiens d'exécuter les indications du principe général de la contention des fractures : *Saisir et maintenir dans un moule inaltérable le membre fracturé au moment où il vient d'être rétabli dans sa forme normale.*

Vous devrez donc préparer, Mesdames, pour confectionner un semblable appareil :

De la *tarlatane* pour faire des attelles, une *aiguille* et du *fil fort* pour faufiler ces attelles, des bandelettes de *diachylum* destinées à fixer définitivement l'appareil plâtré après dessèchement.

Vous ferez ensuite, comme pour les appareils silicatés, vous étendrez sur le lit et le parquet environnant, du côté du membre blessé, des alèzes pour préserver le lit et le plancher. Vous préparerez une grande cuvette pour gâcher le plâtre, de l'eau pure froide et des bandes de toile de 6 à 12 mètres chacune suivant l'importance de l'appareil qui devra être fait. Vous aurez également du taffetas gommé et de la ouate en cas de besoin. Enfin, si le membre sur lequel doit être mis l'appareil est velu, il sera urgent d'avoir de la vaseline, des compresses et un rasoir, pour raser les poils et prévenir les tiraillements douloureux qu'éprouverait le blessé quand on viendrait à retirer l'appareil.

Quand l'application sera terminée, vous pourrez suspendre le membre, ou le laisser étendu sur l'alèze et en dehors du lit jusqu'à durcissement à peu près complet. Vous enlèverez alors l'alèze et vous ferez coucher le blessé comme à l'ordinaire.

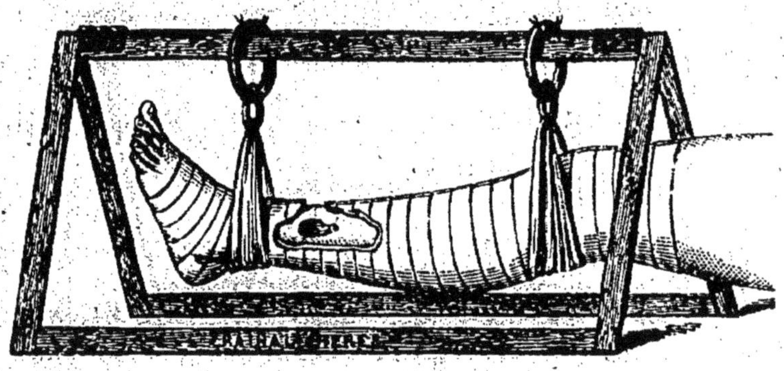

Surveillez le membre pendant quelques heures, jusqu'à ce que les bandes de toile, qui maintiendront l'appareil pendant qu'il séchera, soient enlevées.

Si le malade souffre, si les doigts ou les orteils viennent à se gonfler ou à prendre une teinte violacée, toutes choses qui indiquent une trop forte constriction, vous devrez desserrer la bande de toile et avertir le chirurgien qui aura appliqué l'appareil.

Depuis quelques années, les chirurgiens font moins d'appareils plâtrés grâce à certaines maisons qui préparent à l'avance des pièces de tarlatane chargées de plâtre sec en poudre. Il suffit de mouiller ces pièces avec de l'eau tiède au moment d'en faire usage et le chirurgien n'a plus qu'à les appliquer et à les fixer sur le membre.

Dans les cas de fractures compliquées, on est quelquefois obligé de suspendre le membre blessé,

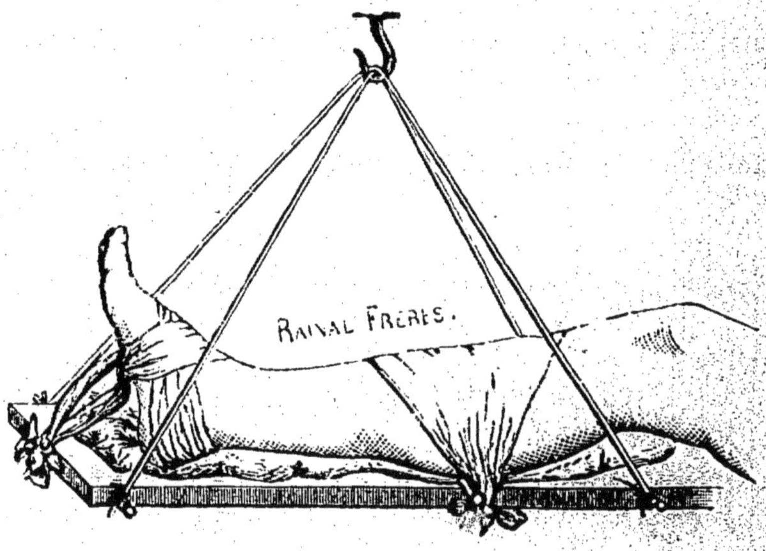

Cette *suspension* a l'avantage de rendre les pansements faciles à faire. De plus, par son action sur la circulation veineuse, elle amène le dégorgement des parties atteintes de gonflement inflammatoire. Enfin, grâce à sa mobilité, la suspension permet au blessé de se remuer, sans qu'il y ait aucun rententissement au niveau de la fracture.

Cette suspension se fait, tantôt à l'aide d'une planchette allongée et suspendue comme les plateaux d'une balance, tantôt à l'aide d'un cadre en fil de fer coudé au niveau du genou, s'il s'agit du membre inférieur, tantôt enfin, à l'aide de gouttières suspendues par des bandes de toile passées en anse sous la

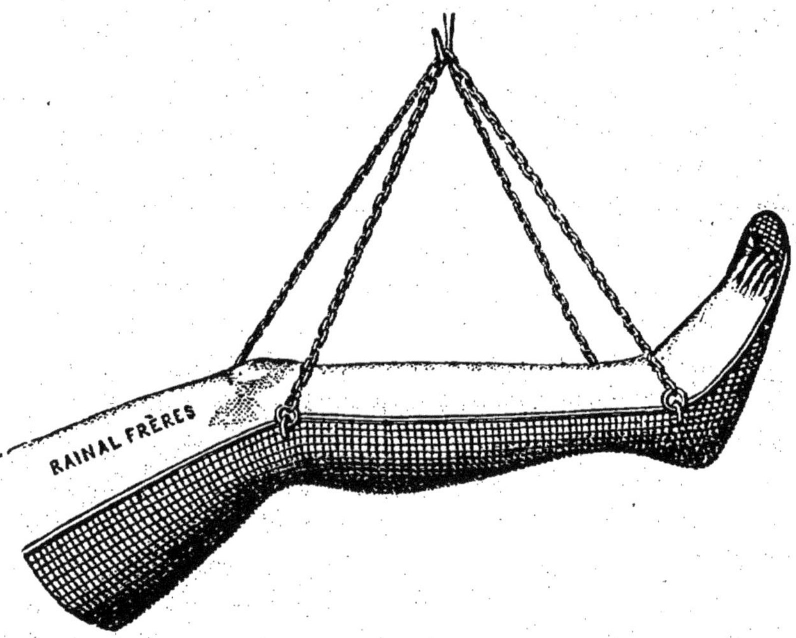

gouttière, fixées à une tige horizontale et dirigées suivant l'axe du membre.

Quelque soit le genre d'appareil qui aura été posé, vous devrez, pendant toute la durée de la consolidation de la fracture, veiller à ce que le blessé se conforme bien aux recommandations qui lui auront été faites par le chirurgien.

S'il a du délire, veillez à ce que le membre fracturé

ne fasse aucun mouvement, qu'il ne soit pas déplacé et qu'il se trouve toujours dans la position qui lui aura été donnée.

Si le blessé trouve que l'appareil est trop serré et qu'il lui fait mal, ne cédez pas trop vite à son soulagement, attendez l'avis du chirurgien, car, en desserrant l'appareil, vous courez risque de permettre aux fragments de se déplacer.

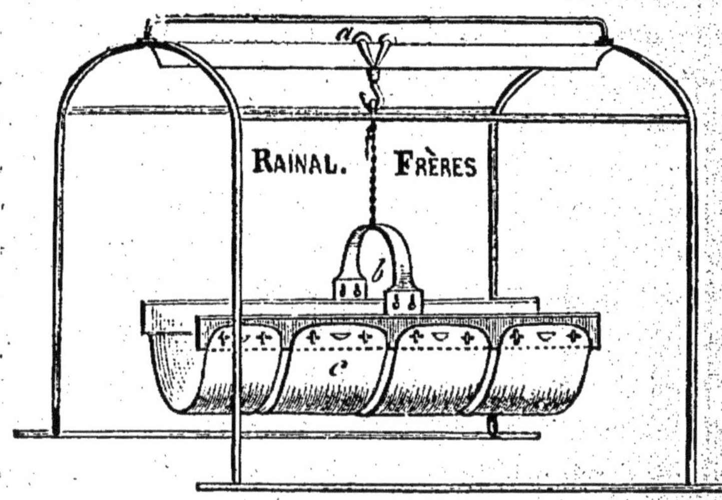

Si au contraire l'appareil est trop lâche, il est toujours urgent de le resserrer, mais, il est bien nécessaire d'en avertir le chirurgien, dont le premier soin sera de vérifier s'il y a eu déplacement des fragments.

S'agit-il d'une fracture avec plaie nécessitant des pansements quotidiens, préparez toujours, avant la visite, le pansement antiseptique ainsi que les accessoires qui vous auront été prescrits.

Le chirurgien a permis au blessé de se lever. Votre rôle le plus important commence. Car d'une façon générale, c'est à vous, Mesdames, que seront abandonnées toutes les précautions à l'égard des convalescents, le chirurgien étant absorbé par des soins plus urgents.

Il peut arriver que pour distraire un peu le blessé, pour l'empêcher de s'énerver par un trop long séjour au lit, pour lui faire dépenser un peu de force et le soustraire à des soubresauts involontaires, qui, chez les natures énergiques, peuvent retarder la consolidation de la fracture, pour le reposer d'un trop long séjour dans la position horizontale, le chirurgien lui permette de se lever quelques instants pendant la journée, sans encore l'autoriser à marcher. Il incombe à vos soins d'installer le plus commodément possible le blessé dans un fauteuil, et de placer, suivant les recommandations, le membre fracturé dans l'appareil de suspension.

Vous devrez assister à son lever et prendre toutes les précautions nécessaires pour soutenir le membre fracturé pendant cette délicate opération. Le malade une fois assis, le caller avec des coussins, afin que les muscles soient placés dans le plus grand relâchement possible.

S'il s'agit d'une jambe cassée, il est nécessaire de la soulever avec précaution, pour l'installer sur des coussins de balle d'avoine dans l'appareil suspenseur.

Il ne faut pas laisser le blessé trop éloigné de votre surveillance dans cette situation. Il y trouve tout d'abord un soulagement, mais c'est bientôt une fatigue ; il aura besoin de votre aide pour changer de position, et vous ne devrez pas attendre son désir, pour le remettre au lit, en prenant les mêmes soins.

Quand le chirurgien aura permis de marcher, ne vous effrayez pas de voir le membre prendre une teinte violacée, et se gonfler lorsque le blessé aura mis pied à terre.

Il vous faut l'assister dans les premiers pas qu'il fera. Les premiers jours, les articulations seront raides et douloureuses, le blessé n'osera pas appuyer son membre à terre, il croira quelquefois que sa jambe n'est pas suffisamment consolidée. Engagez-le à s'en servir et à y laisser porter le poids du corps, en lui persuadant qu'elle est assez solide et que le chirurgien ne lui aurait pas prescrit de marcher s'il avait supposé que le membre n'était pas apte à le porter.

Pour les membres supérieurs, rien de semblable ne se présentera. Il vous suffira de recommander d'exécuter des mouvements dans la mesure du possible et de remettre le bras en écharpe quand il se trouvera fatigué.

C'est à cette époque du traitement, lorsque toute cicatrisation sera bien opérée, que quelques douches locales suivies d'un massage bien fait seront d'une grande utilité pour faciliter le rétablissement des mouvements et la disparition du gonflement du membre.

MASSAGE

Le *massage*, Mesdames, a été mis en honneur, dans le traitement des fractures par un de mes anciens collègues d'internat, le docteur Just-Lucas Championnière, chirurgien des hôpitaux de Paris.

Il emploie le massage pendant la consolidation d'une fracture, mais, comme en temps de guerre, la majeure partie des fractures, que nous aurons à traiter, seront accompagnées de plaies, c'est après la consolidation des os et la guérison de ces plaies que vous pratiquerez le massage. C'est également pour des entorses ou même pour des douleurs rhumatismales que vous aurez à faire cette opération.

Comme la manière de pratiquer le massage a été très bien décrite par M. Championnière, je ne saurais mieux faire que d'emprunter la description qu'il en a faite.

Il faudra, avant toute chose, fixer le membre à masser et bien l'immobiliser.

Si le blessé ou le malade est dans son lit, vous placerez le membre sur des coussins durs, tels que des coussins de table. Cette immobilisation est de la plus haute importance. Vous pratiquerez alors des pressions. Ces pressions seront toujours faites directement avec la main, et perpendiculairement à l'axe du membre, en les combinant avec le glissement de la main suivant la direction de ce membre. Ce glissement, selon l'axe du membre, devra toujours suivre la direction du cours du sang veineux, c'est-à-dire remonter vers la racine du membre. En même temps, il faudra s'attacher à suivre, avec la main qui presse, les masses musculaires sur lesquelles devra porter l'effort des pressions.

Il ne faut jamais pratiquer le massage en sens inverse de celui que je vous indique, parce qu'il serait très douloureux d'abord, et qu'il pourrait ensuite devenir réellement dangereux.

Un autre ordre de manœuvre qui pourra être employé dans le massage, sera pour produire des pressions circulaires autour du membre, une sorte de mouvement de meule exercé avec la paume de la main. Ce mouvement conviendra partout où il y aura tuméfaction particulièrement développée, gonflement des tendons faisant saillie, épanchement de sang bien isolé; il sera destiné à écraser l'épanchement et à le chasser. Il ne faudra jamais oublier, après l'avoir exécuté, de le faire suivre de pressions longitudinales destinées à compléter son action en permettant de refouler vers la racine du membre tous les produits destinés à être emportés par la circulation.

Pour ces manœuvres, il n'est pas indifférent d'employer telle partie de la main plutôt que telle autre.

Il faut faire usage d'abord du pouce avec lequel vous pourrez produire des pressions énergiques que vous dirigerez avec une grande précision, car, aucune autre partie de la main ne suit mieux que lui le mouvement imprimé dans une direction constante.

Si le membre est douloureux, il faut employer un seul pouce, celui de la main droite par exemple. La main gauche servira à fixer solidement le membre, afin qu'aucun mouvement communiqué intempestivement, ne vienne rendre ces manœuvres douloureuses.

Si la douleur est diminuée, si le membre reste bien en place, vous pourrez employer simultanément les deux pouces, ou successivement, ce qui activera le massage et permettra d'agir beaucoup plus énergiquement.

Au commencement d'un massage, les mouvements du pouce devront être courts, puis, au fur et à mesure que le sujet s'habituera, lorsqu'en un mot la sensibilité sera bien éteinte, les deux pouces pourront alors faire de grandes allongées.

S'il faut avoir une action plus grossière, plus énergique encore, vous ferez usage, après les pouces, de la face palmaire des quatre doigts réunis, et même de la paume de la main.

Vous ne devrez jamais employer le pétrissage, c'est une manœuvre trop violente.

Certaines d'entre vous, Mesdames, ont été dans des villes d'eaux où on pratique le massage; permettez-moi, en passant, de vous dire que dans la plupart de ces villes, c'est un *pétrissage* qui forme l'essence du massage, et qu'il ne faut pas confondre avec l'ensemble des manœuvres délicates et précises dont je viens de vous entretenir.

Le massage doit, par conséquent, être beaucoup plus parfait que celui qui se pratique tous les jours par les mains lourdes et grossières des rebouteurs ou des garçons et des filles de bains. Mais, grâce à vos mains fines et souples, et, avec quelques conseils complémentaires, il n'y a pas de doute, Mesdames, qu'après un peu de pratique, vous réalisiez les meilleures conditions de cette délicate opération.

Le massage doit être non seulement *indolore*, mais il doit être *agréable*.

Ceci peut vous paraître paradoxal, si quelques-unes d'entre vous ont déjà subi un massage douloureux pour une simple entorse ou un rhumatisme, Cependant la chose n'est pas bien difficile; il suffit d'agir très progressivement.

Les premières manœuvres seront extrêmement douces, à peine devront-elles être senties par le sujet. Ce seront d'abord des pressions très légères et longitudinales. Après les avoir répétées un certain nombre de fois, il faudra les faire suivre de pressions demi-fortes. Votre surprise sera grande, de voir qu'à l'aide de cette progression, un membre que vous pouviez à peine toucher au début d'une séance est parvenu à supporter des pressions très énergiques. De plus, vous constaterez, que des mouvements qui étaient tout à fait impossibles pour le membre au commencement de la séance, sont devenus faciles à la fin.

Pour être efficace, une séance de massage doit durer longtemps. A l'exception des premières, qui pourraient être fatigantes, une demi-heure sera en général bien supportée, et l'efficacité sera le plus souvent en raison directe de la longue durée de cette séance.

Vous consacrerez les premiers instants à faire cesser la douleur; c'est après les cinq ou six premières minutes le moment vraiment efficace.

Avant de commencer un massage, la peau de l'opérateur et de l'opéré devront être rendues parfaitement lisses et souples. Pour cela, il faudra employer de l'huile aussi pure que possible, et surtout que cette huile ne soit pas rance.

Vous devrez l'employer très largement et en reprendre souvent au cours de l'opération, afin de pénétrer en quelque sorte la peau, et l'assouplir parfaitement bien.

Lorsque la séance sera terminée, abstenez-vous d'enlever la couche grasse qui existera sur la peau, et même, si vous avez à placer une bande sur le membre qui viendra d'être massé, c'est une bonne chose que les tissus restent souples et gras en-dessous.

Pour nettoyer complètement le membre massé, il suffira de faire un lavage avec de l'eau de savon, et, ce lavage fait, la peau restera encore assouplie par le fait de la pénétration du corps gras dans le derme.

Cette nécessité de l'état lisse de la peau est très importante à entretenir pendant une séance de massage, d'abord pour que la peau ne soit pas rugueuse, et ensuite pour qu'il n'y ait ni irritations, ni excoriations produites par les frottements que vous serez obligées de faire.

Tels sont, Mesdames, les conseils principaux que j'ai cru devoir vous donner sur ce sujet pour aider à vos soins éclairés.

Je me propose de traiter dans cette conférence différents sujets, qui ne se rapportent pas directement au métier de l'infirmière, mais dont je dois vous entretenir, parce qu'en présence de la pénurie du personnel masculin, dont nous disposerons en temps de guerre, nous devrons recourir à votre obligeance et étendre vos attributions pour y suppléer. Dans cette voie, vous devenez l'auxiliaire immédiat du médecin et ce qui devra dominer tous vos actes devra être un esprit d'obéissance absolue à ses ordres. Vous ne devez jamais vous permettre de rien changer à ses prescriptions ni de ne les exécuter qu'en partie. Quand vous ne les aurez pas bien comprises, demandez-lui tous les renseignements que vous jugerez nécessaires.

Afin de vous éviter plus tard des explications qui souvent, près du malade, pourraient vous enlever du prestige que vous devrez avoir, je vous demande la permission de vous initier aux *petites opérations* que vous pourrez avoir à pratiquer, à l'emploi du *thermomètre*, à l'*anesthésie*, et à quelques considérations nécessaires se rapportant aux prescriptions médicales.

D'abord il est nécessaire que vous ayez sous la main une trousse dite de petite chirurgie et un thermomètre à maxima.

Parmi les petites opérations qui se pratiquent journellement, il en est une que vous serez souvent appelées à faire, c'est *l'injection sous-cutanée.*

SERINGUE DE PRAVAZ

Injections sous-cutanées.

On donne le nom *d'injection sous-cutanée ou hypodermique*, à l'introduction sous la peau, de liquide médicamenteux, à l'aide d'un instrument spécial désigné sous le nom de *seringue de Pravaz.*

Quoique ces injections soient le plus souvent pratiquées par le médecin ou le chirurgien, celui-ci pourra cependant vous confier ce soin, en vous donnant des instructions spéciales.

Mais, avant de pratiquer cette opération, il me paraît nécessaire de vous donner un aperçu du tissu dans lequel vous la ferez.

Nous avons sous la peau un tissu lâche qui unit celle-ci aux parties profondes. Ce tissu est désigné sous le nom de *tissu cellulaire sous-cutané.* C'est dans ce tissu sous-cutané qu'on injecte la solution médicamenteuse qu'on veut faire absorber au malade.

La seringue de Pravaz est composée essentiellement d'un tube de verre recevant d'un côté un piston gradué et de l'autre une petite canule effilée en biseau qui permet de traverser la peau. Les graduations du piston sont généralement au nombre de vingt, représentant un gramme d'eau distillée, chaque division correspondant à une goutte.

Suivant la forme de la seringue, le liquide est

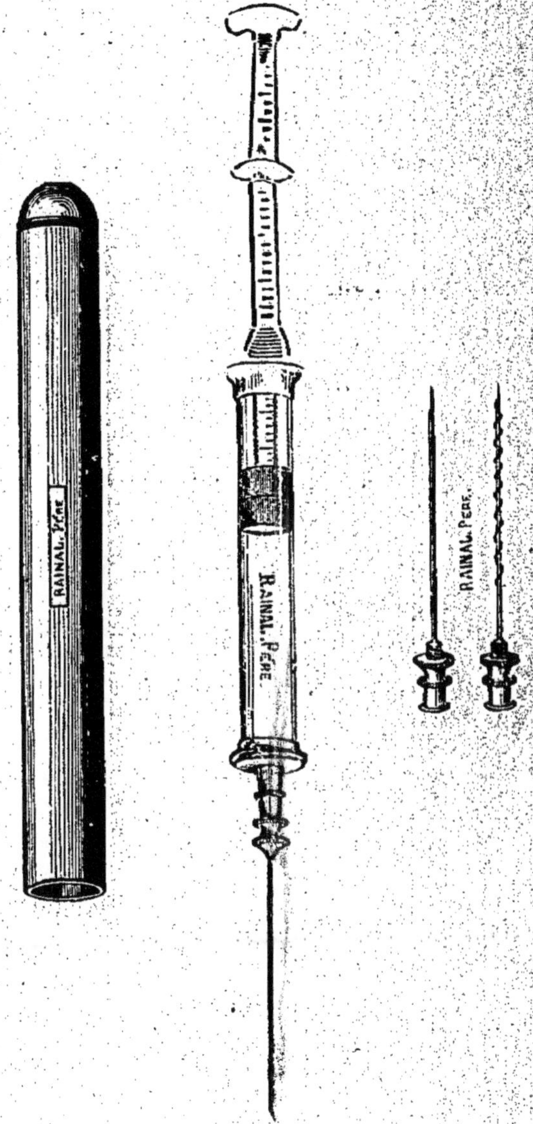

chassé en tournant la tige, munie d'un pas de vis,
usqu'à la graduation voulue, ou bien on agit sur le

piston simplement en le poussant, après avoir pris soin de placer, à cette graduation, un petit curseur qui peut se mouvoir sur cette tige et qui est destiné à limiter son parcours.

Vous connaissez maintenant l'intrument, il s'agit de pratiquer une injection sous-cutanée. Pour cela, avant de remplir votre seringue, je vous recommande bien de vous assurer, en lisant l'étiquette du flacon, que vous avez dans la main le médicament qui a été prescrit, et que la solution est bien au titre indiqué par le médecin.

On appelle *titre d'une solution*, la proportion existant entre la quantité de substance médicamen-

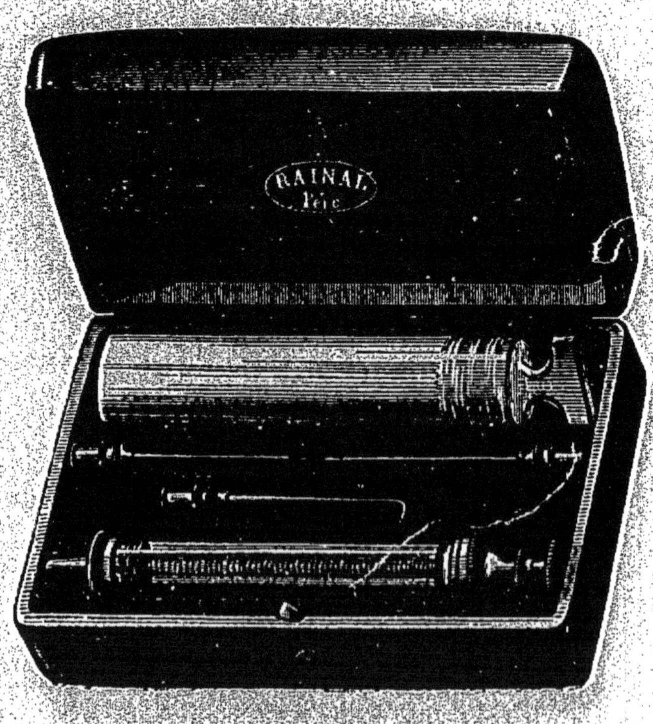

teuse active et la quantité d'eau servant à composer cette solution.

Ainsi, une solution qui renferme un gramme de substance active, pour 100 grammes d'eau, est une solution au titre de 1/100.

Les solutions de morphine, que vous pourrez être souvent appelées à employer, sont aux titres de 1/50 et de 1/100. Il est donc bien important d'y faire attention ; par une erreur, vous donneriez le double de la dose prescrite, dans le cas où vous feriez usage de la première au lieu de la seconde solution.

Ce titre étant reconnu, vous remplirez la seringue en pompant le liquide à injecter. Vous adapterez alors la canule aiguille. Redressant ensuite l'instrument, la pointe en haut, vous ferez remonter, par quelques petites secousses, les bulles d'air qui pourraient s'être engagées avec le liquide dans le corps de pompe de l'instrument, et vous les chasserez au dehors en poussant légèrement le piston. La seringue se trouvant ainsi débarrassée des bulles d'air, et ne contenant plus que le liquide à injecter, vous tournerez le petit curseur du piston jusqu'à la division correspondante au nombre de gouttes qui auront été prescrites ; vous plongerez enfin la canule dans un peu d'huile antiseptique afin de faciliter son introduction dans les tissus ; l'instrument est prêt à fonctionner.

Faites avec la main gauche un gros pli à la peau dans la région où doit se pratiquer l'injection. Avec la main droite introduisez dans ce pli la pointe de la canule en l'enfonçant par un coup sec, un peu obli-

quement à une profondeur de un à deux centimètres.
Vous aurez alors la sensation d'une petite résistance
vaincue, une facile pénétration de l'aiguille et la pos-
sibilité de la mouvoir de côté et d'autre, ce qui vous
indiquera que la peau est traversée et que la pointe
de la seringue est arrivée dans le tissu cellulaire sous-
cutané. Dès lors, l'injection pénètre facilement et en
général ne produit aucune douleur.

Vous pousserez doucement sur le piston, afin que
l'injection se répande lentement, en une ou en plusieurs fois, en les séparant par un intervalle de quelques
secondes. Il est indispensable de prendre cette précaution, car l'injection n'est pas poussée dans une
cavité, mais bien dans le tissu cellulaire où elle doit
se frayer peu à peu un passage.

L'injection faite, vous abandonnerez à lui-même le
pli de la peau, en même temps, vous retirerez vivement
la seringue, et vous placerez un doigt sur la piqûre que
la canule aura faite, afin de prévenir la sortie au dehors
du liquide injecté, ou de quelques gouttes de sang.

S'il se produit une petite grosseur sous la peau, par
suite de la présence du liquide injecté, vous frictionnerez légèrement la région afin d'en faciliter la diffu-
sion.

Il peut arriver que vous n'ayez pas suffisamment
pénétré la peau; alors le liquide ne s'injectera que
difficilement, le patient en éprouvera de la douleur, la
peau elle-même vous indiquera votre erreur en se
soulevant sous la forme d'une plaque blanchâtre analogue à une piqûre d'orties.

Toutes les solutions médicamenteuses, employées en injections sous-cutanées étant en général très actives, vous devrez suivre rigoureusement la prescription du médecin pour la dose à injecter dans cette opération, car, en dépassant cette dose vous exposeriez le malade à des accidents redoutables.

Si le médecin, par oubli, ne vous a pas indiqué la région où vous devrez faire une injection, ou s'il l'a laissée à votre choix, pratiquez-la dans un endroit où la peau aura sous elle une couche assez épaisse de tissu cellulaire et de graisse, comme la partie postérieure du bras ou de l'avant-bras, la partie antérieure de la cuisse, le mollet, etc.

Evitez de faire ces injections dans le voisinage de gros vaisseaux et assurez-vous qu'il n'existe aucune veine appréciable à la vue, dans le point que vous voudrez piquer. Autant que possible, ne faites pas trop d'injections dans la même région et n'injectez pas plus du contenu d'une seringue par piqûre, parce qu'alors, vous produiriez une boule assez grosse sous la peau, l'absorption s'en ferait lentement, et la distension des tissus pourrait provoquer de l'irritation, de l'inflammation et même des abcès.

Vous n'aurez pas à pratiquer que des injections de morphine, vous pourrez être appelées à en faire avec de l'éther sulfurique. Ces injections d'éther sont très salutaires pour ranimer les blessés épuisés par une trop grande perte de sang ou par la fatigue du voyage. L'effet en est presque immédiat et il ne faut pas craindre d'en donner une pleine seringue.

Après une injection, il est certaines précautions indispensables, bien nettoyer la seringue, laver la canule, souffler dans son intérieur pour chasser le liquide qui pourrait y être resté, l'essuyer avec le plus grand soin, et introduire un petit fil d'argent que vous trouverez dans le couvercle de la boîte de l'instrument.

Ne trouvez pas ces précautions trop minutieuses, car en les négligeant vous occasionneriez des irritations, des indurations ou des abcès, en outre de cela l'instrument serait presque sûrement détérioré.

Permettez-moi, Mesdames, de vous recommander, de boucher soigneusement vos solutions médicamenteuses et de ne pas vous laisser aller à pratiquer des injections sous-cutanées, sans les ordres du médecin.

Vous ne ferez jamais une injection sous-cutanée de morphine à une trop courte distance des repas, si non, vous pourriez voir survenir des vomissements. Laissez toujours au moins une heure d'intervalle entre l'injection et le repas, ou trois heures entre le repas et l'injection.

Malgré toutes les précautions que vous aurez pu prendre, il pourra vous arriver que, quelques minutes après l'injection, sans que celle-ci ait été trop rapprochée d'un repas, votre malade soit pris, d'envies de vomir et même, de vomissements.

Dans d'autres cas, il pourra survenir de la somnolence dont la brusque apparition pourra vous émouvoir, la première fois que vous en serez témoin. Certaine, que vous n'avez pas dépassé la dose prescrite, et qu'aucun médecin ne vous eût laissé la responsabilité d'une injection susceptible d'amener des accidents, n'en prenez pas frayeur. Les envies de vomir et les vomissements ne se prolongent généralement pas. Pour ce qui est de la somnolence, quand vous verrez le malade tranquille, la respiration et le pouls réguliers, qu'il n'existe aucune altération dans les traits de son visage, ce seront autant de caractères qui vous permettront de reconnaître que les accidents que vous avez sous les yeux n'offrent rien d'inquiétant.

Un accident relativement assez fréquent dans les injections sous-cutanées est la rupture de l'aiguille dans le pli de la peau. Cela n'a aucune gravité. Si vous pouvez ressaisir le fragment avec les doigts ou avec une pince, faites en l'extraction aussitôt.

Si au contraire le fragment a disparu sous la peau, une incision est nécessaire, c'est le seul moyen que je vous conseillerai, parce que toute pression aurait des chances de faire pénétrer l'aiguille plus avant; recommandez au malade de s'abstenir de mouvements avant cette petite opération que le chirurgien seul pourra pratiquer.

VENTOUSES

Une autre opération, qui pourra vous être confiée, c'est l'application de *ventouses*.

Les *ventouses* sont des cloches en verre qu'on peut appliquer sur diverses parties du corps où l'on a

besoin soit de congestionner la peau soit d'en tirer du
sang.

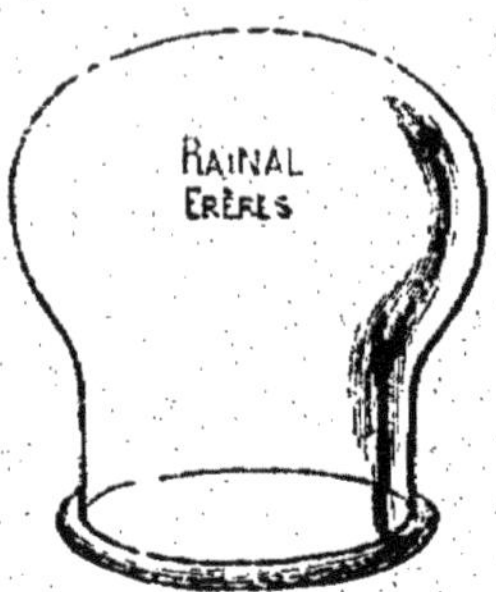

De là deux sortes de ventouses : *ventouses sèches*
et *ventouses scarifiées*.

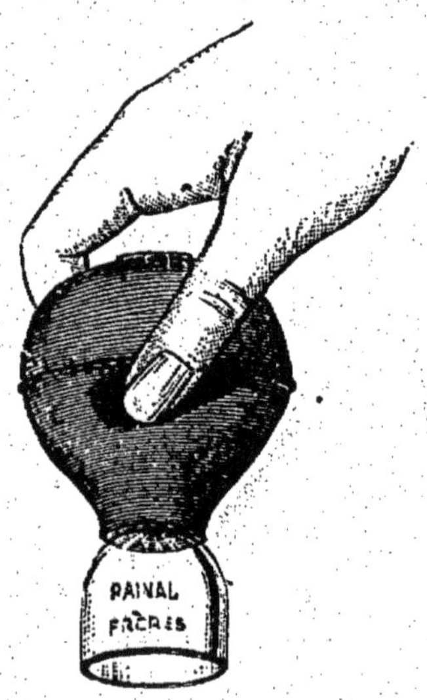

Ventouses sèches. — On se sert pour ventouses
sèches de vases de différentes grandeurs. A défaut
de verres spéciaux, on peut employer des verres à
boire.

Le principe de l'application de la ventouse consiste

à faire le vide, ce qui s'obtient tout simplement en faisant brûler dans l'intérieur du vase un morceau de papier très fin qui flambe rapidement. Aussitôt le papier allumé, on applique la cloche à l'endroit désigné, le papier continue à brûler tant qu'il se trouve de l'air et l'effet de la ventouse se produit aussitôt par un boursouflement de la peau. Il existe des ventouses toutes préparées, représentant un verre à boire dont le pied serait remplacé par une poire en caoutchouc. L'application en est très simple, en pressant sur la poire, l'air attiré dans celle-ci produit le vide recherché.

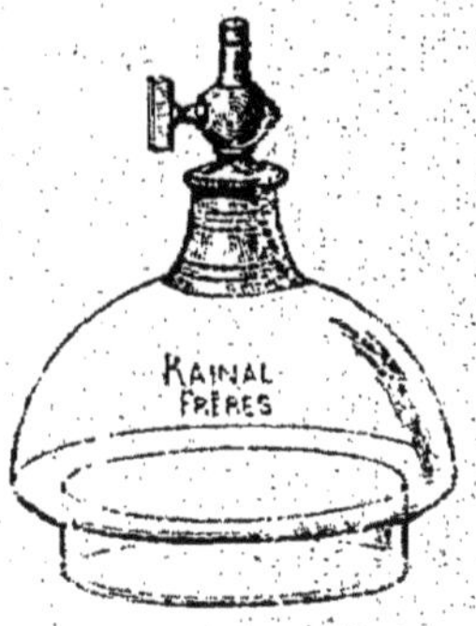

On a également construit des ventouses munies d'une pompe à la partie supérieure du vase, laquelle est destinée à pratiquer le vide.

Tous ces instruments produisent le même résultat.

Avant de placer la ventouse, assurez-vous que ses bords pourront être mis en contact parfait avec la peau. Cette précaution est indispensable, parce que si l'adhésion ne se faisait pas, en un point quelconque, l'air pénétrerait dans l'intérieur du vase et le vide ne se produirait pas.

Dans l'application d'une ventouse, il est nécessaire de presser assez fortement sur le vase pendant quelques secondes pour le faire adhérer avant de l'abandonner à lui-même. Au bout de quelques minutes, vous retirerez le verre ; pour cela, vous appuierez les doigts, de la main gauche par exemple, sur la peau qui se trouvera en contact immédiat avec les bords du vase, en même temps, de la main droite, vous le ferez basculer en sens inverse de la pression de votre main gauche. De cette manière, vous détacherez le verre à ventouse très facilement et sans aucune souffrance pour le patient.

Ventouses scarifiées. — Les *ventouses scarifiées* sont celles que l'on applique sur la peau, après que celle-ci a été gonflée et congestionnée par une première ventouse sèche, et ensuite incisée.

Le but que se propose le médecin en prescrivant une ventouse scarifiée, est de produire une dérivation et une évacuation de sang.

Pour appliquer une ventouse scarifiée, vous ferez d'abord une ventouse sèche, et ensuite, le verre à ventouse étant enlevé, vous pratiquerez des scarifications, en ayant soin de ne les faire que dans l'espace correspondant au verre à ventouse.

On se servait autrefois d'un bistouri ou d'une lancette avec lequel on faisait de nombreuses incisions, aujourd'hui, on fait usage d'un instrument spécial appelé *scarificateur.*

Le *scarificateur* est une petite boîte métallique, percée à sa paroi inférieure, d'un certain nombre de fentes par lesquelles peuvent apparaître des lames lorsqu'on fait mouvoir un ressort.

Avant de se servir de cet instrument, il est nécessaire de régler la saillie des lames, de façon qu'elles ne dépassent pas deux à trois millimètres. Une bague en vis sert à ce réglage. Un tour de clef arme l'instrument, on l'applique et l'on n'a plus qu'à presser sur le bouton de la détente qui fait subitement apparaître les lames, lesquelles pratiquent des incisions parallèles d'où le sang s'échappe en nappe. Si vous devez en extraire une certaine quantité, il faut appliquer de nouveau la ventouse sèche, en prenant la précaution au préalable d'étancher le sang coagulé avec un peu d'eau tiède.

Les plaies, succédant à ces scarifications, ne présentent en général aucune gravité. Il vous suffira de les panser avec un linge fin recouvert d'un corps gras antiseptique, de la vaseline boriquée par exemple.

Si les incisions deviennent douloureuses, des cataplasmes de fécule de pommes de terre, appliqués à leur niveau, suffiront pour calmer la douleur.

En général, la cicatrisation se fait rapidement.

Après vous être servi du scarificateur, il faudra le nettoyer avec le plus grand soin; pour cela, vous retirerez les lames et vous les essuierez avec des linges fins après les avoir lavées dans un liquide antiseptique.

Dans certains cas de maladies des yeux, le chirurgien peut prescrire une ventouse à la tempe.

L'instrument dont on se sert pour cela porte nom de *Ventouse Heurteloup* ou *sangsue Heurteloup*. Il

se compose d'une ventouse à pompe et d'un scarificateur.

La ventouse est formée d'un tube en verre, dans

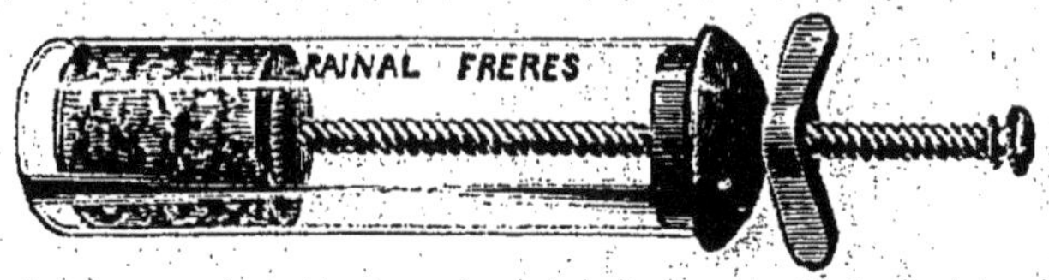

lequel glisse a frottement un piston, mû par une tige
à pas de vis, dont on détermine l'ascension pour la
production du vide, en tournant l'écrou placé à la
partie supérieure.

Le scarificateur est formé d'un tube métallique dans
lequel se loge une tige d'acier dont la partie inférieure est terminée par une rondelle creuse et tran-
chante, tout à fait analogue à un emporte-pièce. Cette
tige peut faire une saillie plus ou moins longue suivant la profondeur d'incision que l'on veut pratiquer.

On applique soigneusement l'instrument sur la peau
et on détermine, grâce à la disposition de l'appareil,
un mouvement de rotation et de propulsion de la
lame qui fait une coupure circulaire.

A l'aide de la pompe, on retire après l'incision, la
quantité de sang qui aura été prescrite.

SANGSUES

Pour produire une saignée locale, il vous arrivera
parfois, Mesdames, d'avoir à faire une application de
sangsues.

Il est important de ne pas confondre les sangsues employées en médecine humaine avec la sangsue de cheval qui est d'un brun verdâtre taché de points noirs assez rapprochés.

On emploie en médecine deux espèces de sangsues :

La *sangsue verte*, qui est la plus grosse, a le dos rayé de six bandes rousses longitudinales.

La *sangsue grise*, a le dos également garni de six bandes rousses et le ventre taché de noir avec une petite bande olivâtre.

Vous devrez vous procurer des sangsues pêchées depuis peu de temps, de moyenne grosseur et très agiles. On les conserve dans des vases à large ouverture contenant de l'eau de pluie, de rivière ou d'étang. Cette eau devra être renouvelée tous les deux ou trois jours.

Une sangsue ayant servi, ne devra être employée que très longtemps après l'avoir fait dégorger. Pour leur faire rendre le sang qu'elles ont absorbé il suffira de les mettre, pendant un certain temps dans un mélange d'eau et de vin, ou bien sur de la cendre ou dans de l'eau salée.

On peut appliquer les sangsues sur toutes les parties du corps en évitant toutefois le trajet d'une veine.

Vous raserez d'abord les cheveux ou les poils, s'il en existe sur la partie de la peau où elles devront être appliquées, et vous ferez ensuite un lavage soigneux à l'eau tiède. Prenant ensuite la sangsue, vous l'essuyerez et la frictionnerez quelques instants dans un linge pour l'exciter à mordre. Quand elle aura été bien essuyée, vous la placerez dans un verre ou dans un tube que vous appliquerez sur la peau. La sangsue ne tardera pas à mordre, et lorsque vous verrez à travers le verre qu'elle est bien adhérente à la peau, vous pourrez enlever le verre.

Lorsque la sangsue aura terminé sa succion, elle se détachera et tombera d'elle même. La plaie qu'elle aura faite continuera à donner du sang. Il faudra chercher à arrêter ou à favoriser cet écoulement suivant la prescription.

Le sang s'arrêtera souvent de lui-même en laissant la plaie exposée à l'air, ou en mettant le doigt pendant quelques instants sur la morsure. Si, malgré ce moyen l'écoulement de sang ne s'arrête pas, vous appliquerez sur la morsure un petit morceau d'amadou antiseptique, que vous maintiendrez avec le doigt en comprimant un peu fortement. Le moyen est-il insuffisant? vous ferez quelques tours de bande, si la région le permet, ou bien vous serrerez les lèvres de la plaie à l'aide d'une *serrefine* que vous laisserez en place jusqu'à ce que l'écoulement de sang soit arrêté. Vous pourrez, dans le même but, employer la pince hémostatique que vous devrez avoir dans votre trousse.

Devez-vous au contraire favoriser l'écoulement de sang? vous mettrez sur les piqûres de sangsues des cataplasmes émollients ou bien vous ferez fréquemment des lotions d'eau tiède.

Après les jours qui suivent l'application des sangsues les piqûres se gonflent, s'entourent d'une aréole violette ou noire, due à l'infiltration du sang dans la peau. Ne vous inquiétez pas de cela.

Les piqûres de sangsues devront toujours être pansées avec des antiseptiques, parce qu'elles peuvent s'enflammer et suppurer, de là un érysipèle ou d'autres accidents.

ROLE DE L'INFIRMIÈRE PRÈS D'UN FIÉVREUX

Jusqu'à ce moment, je ne vous ai entretenu, Mesdames, que des petites opérations que vous aurez à pratiquer à des malades ou à des blessés. Là ne devra pas s'arrêter votre rôle, vous aurez encore à enregistrer le degré de fièvre du malade aux différentes heures de la journée, afin d'éclairer le médecin ou le chirurgien et afin de lui faciliter sa tâche dans le traitement qu'il aura à prescrire.

Pour constater le degré de fièvre d'un malade, vous aurez deux moyens à votre disposition : *L'état du pouls et la température du corps du malade.*

ÉTAT DU POULS.

L'état du pouls, qui pour vous consistera à enregistrer le nombre de pulsations d'un malade, ne donnera au médecin, à cause de ses variations chez la même personne et chez des sujets différents, qu'une idée relative de la fièvre, et il ne sera pour lui qu'une indication très incomplète. C'est un moyen que vous ne devrez pas employer seul, il faudra lui adjoindre la *température du malade.*

Cette température qui est à peu près la même pour tous les hommes en bonne santé, varie suivant l'état de maladie. C'est donc la connaissance du degré de chaleur de ce malade qu'il importe de connaître.

L'instrument qui sert à mesurer ce degré de chaleur est le *thermomètre.*

THERMOMÈTRE.

Le thermomètre employé en France est le thermomètre centigrade dont le 0° correspond à la température de la glace fondante et le 100° à l'eau bouillante.

En Angleterre, c'est le Fahrenheit dont on se sert, la température de la glace fondante y correspond à 32° l'eau bouillante à 212° centigrades.

Notre température normale varie entre 36°,8 et 37°,5 centigrades.

Sous l'influence des maladies, cette température peut descendre au-dessous ou monter au-dessus. L'élévation, au-dessus du chiffre normal, est un signe de fièvre; cette élévation permet de mesurer la gravité et la marche de cette fièvre. Les observations de température auront besoin d'être prises par vous avec le plus grand soin.

En général, la mort est sur le point d'arriver quand la température du corps s'abaisse au-dessous de 34°.

De même quand elle atteint 41°,7, l'état du malade est excessivement grave, et, lorsque cette température s'élève à 42°,5, le malade est sur le point de mourir.

Les thermomètres les plus pratiques et les plus employés sont les thermomètres dits à maxima.

L'avantage des thermomètres à maxima est de pouvoir lire la température, même longtemps après que celui-ci a été retiré de la région où on l'a placé, grâce à un index qui flotte à la partie supérieure de la

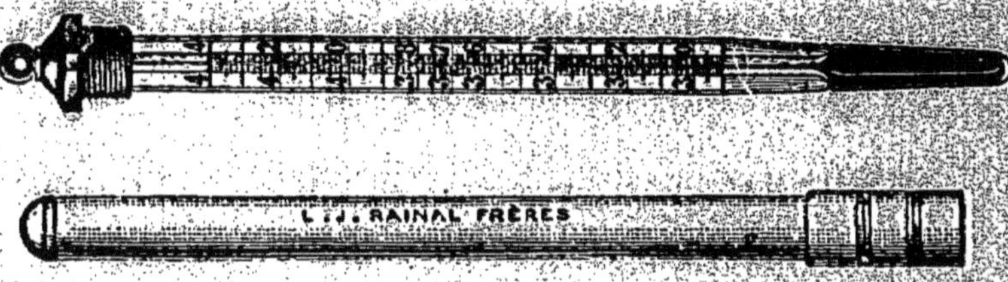

colonne mercurielle et qui persiste au degré le plus élevé qu'il a atteint.

Avec un thermomètre ordinaire, l'observation est beaucoup plus difficile parce qu'il ne reste aucune trace, l'instrument étant retiré.

Vous avez à prendre la température d'un malade? N'oubliez pas de faire redescendre l'index du point où il aura été arrêté dans une observation précédente, ce que vous obtiendrez en secouant l'instrument en le tenant par le tube, mais évitez de le faire redescendre jusque dans le réservoir.

Placez le thermomètre, le réservoir dans le creux de l'aisselle, et recommandez au malade d'appliquer le bras contre la poitrine. Vous le laisserez en place dix minutes environ et après l'avoir retiré vous lirez la température que vous inscrirez. Chaque fois que vous aurez pris une température, vous laverez le thermomètre dans de l'eau froide. S'il s'agit d'une maladie contagieuse, vous devrez laver l'instrument avec de l'eau à laquelle vous aurez ajouté soit de l'alcool, soit de l'alcool camphré, soit de l'acide phénique, etc.

Vous prendrez cette température aux heures qui vous auront été indiquées et même en dehors de ces heures, si vous croyez découvrir quelque chose d'anormal dans l'état du malade. Vous consignerez ensuite, sur un carnet, l'heure, la température, même les pulsations et le nombre de fois que respire le malade par minute. Ou bien, vous pourrez faire usage de feuilles spéciales dites feuilles de température qui vous seront remises par le médecin.

Si la température que vous avez prise atteint ou dépasse 42° ou si elle descend au-dessous de 36°, il faudra vous assurer que vous n'avez pas commis d'erreur dans votre opération. Vous la recommencerez, et si la chose est exacte, faites immédiatement prévenir le médecin de ce qui se passe.

Puisque je vous ai parlé du thermomètre comme mesure de l'intensité de la fièvre, permettez-moi de vous dire quelques mots d'un accès de fièvre en général.

ACCÈS DE FIÈVRE.

Un accès de fièvre complet comprend ordinairement trois phases bien distinctes se succédant dans le même ordre : frisson, chaleur sèche et sueur. Vous devrez observer la succession, l'intensité et la durée de ces trois phases, afin de pouvoir donner au médecin tous les renseignements qu'il vous demandera. Dans certains cas, vous devrez prendre la température aux différentes phases de l'accès de fièvre.

Jusqu'à présent, je ne vous ai parlé que des petites opérations dont tout le soin vous a été abandonné. Dans des cas plus graves, vous aurez à intervenir comme aides, dans l'anesthésie, par exemple.

Il y a deux sortes d'anesthésie ; l'*anesthésie générale* et l'*anesthésie locale*.

ANESTHÉSIE GÉNÉRALE.

L'*anesthésie générale*, que l'on appelle encore *anesthésie chirurgicale*, est un sommeil provoqué à l'aide de substances dites anesthésiques. Les deux plus employées, sont *l'éther* et le *chloroforme*.

ÉTHER.

Si le chirurgien doit faire usage de l'éther, cette substance anesthésique étant très inflammable, vous aurez bien soin d'éloigner toute lumière pour éviter tout accident.

CHLOROFORME.

Je ne vous dirai pas du chloroforme ce que je vous ai dit de l'éther, il peut, sans aucun danger, être approché du feu. C'est l'anesthésique le plus fréquemment employé.

Selon toutes probabilités, vous ne serez pas chargées d'administrer le chloroforme à un malade qui devra subir une opération, mais, vous pourrez être priées par le chirurgien d'entretenir l'anesthésie, lorsque le sujet aura été endormi.

Quoique l'anesthésie générale ne soit pas de votre ressort, je crois cependant intéressant de vous décrire les différentes phases par lesquelles passe un sujet qu'on endort, afin que vous ne soyez pas surprises de ce qui peut survenir pendant cette opération.

Avant d'anesthésier un sujet, vous aurez à préparer tout ce qui sera nécessaire pour l'endormir.

Vous devrez, si le chirurgien ne l'a pas fait, vous assurer près du pharmacien, que le chloroforme a été essayé par lui peu d'instants avant l'opération, et qu'il est parfaitement pur.

Il devra être dans un flacon jaune, bien bouché et soustrait à l'action de la lumière par un petit sac de drap noir imperméable qui le contiendra. Quelques heures pouvant suffire pour le décomposer, amener chez le blessé qu'on anesthésiera des accidents fort graves, et peut-être la mort, je ne saurais trop attirer votre attention sur ce fait en vous priant d'y veiller soigneusement.

Le blessé sera à jeun au moment d'être endormi. Si toutefois cette opération devait avoir lieu à une heure avancée de la journée, vous pourriez lui faire donner un bouillon seulement dès le matin.

Le lit d'opération devra être disposé de manière que la tête du malade soit aussi peu élevée que possible. Vous préparerez des compresses, un bassin vide en cas de vomissements, un masque, un linge ou un cornet destinés à l'administration du chloroforme. Le chirurgien vous indiquera ce qu'il faudra avoir sous la main pour cette opération.

Il faudra également disposer auprès de la personne chargée du chloroforme, une pince pour attirer la langue au dehors en cas de besoin, une cuiller pour l'abaisser, un flacon d'ammoniaque, une compresse trempée dans un bassin d'eau froide pour pratiquer la flagellation s'il y avait syncope, une sonde à insufflation, des sinapismes, du vinaigre aromatique.

Le blessé sera apporté dans la salle d'opération et vous veillerez à ce que le transport soit fait convenablement. Vous le ferez coucher sur un lit, et vous le débarrasserez de tout vêtement susceptible de le serrer, en laissant entièrement à découvert le cou et la poitrine, pour ne pas gêner sa respiration.

Je suppose qu'on fasse usage pour l'anesthésie d'un masque de flanelle.

On versera dessus avec précaution une très petite quantité de chloroforme. Vous verrez placer le masque à quelques centimètres de la face et procéder à l'inhalation par gradations insensibles, en laissant aspirer avec les vapeurs du chloroforme, une assez grande quantité d'air. Souvent, dès ce début, le malade respire mal, on l'engage à le faire naturellement. Si malgré cela, la respiration ne se fait pas bien, le mieux est d'entretenir une conversation avec lui afin qu'il ne cherche pas à se défendre contre l'anesthésique et qu'il respire régulièrement.

Dès que le masque est desséché, ce dont s'assure le chirurgien chargé du chloroforme, en constatant la perte d'odeur, il renouvelle la provision et peu à peu en verse en plus grande quantité. A mesure que la tolérance des voies respiratoires se fait mieux, il approche davantage le masque du visage pour accroître l'absorption des vapeurs anesthésiques.

Pendant ce temps, l'inhalation des premières vapeurs de chloroforme détermine une irritation sur la muqueuse des voies respiratoires, du larmoiement, du crachotement et de la toux. Le patient s'agite, cherche à repousser le masque et souvent se lève sur son séant. Bientôt les muscles du cou et de la poitrine entrent en contraction, quelquefois il survient de la suffocation, le visage se congestionne et la toux devient plus violente. Dans ce cas, il n'y a pas à hésiter, il faut retirer le chloroforme, attendre que le calme se rétablisse, ce qui se fait le plus souvent au bout de quelques instants, et ce dont on est averti par une profonde inspiration.

On peut alors continuer l'administration du chloroforme.

Si le sujet respire mal, irrégulièrement ou trop lentement, on l'engage à mieux respirer, on peut même flageller légèrement la poitrine ou le creux de l'estomac.

Il peut arriver que la respiration se suspende et

que la face se congestionne, l'indication est d'éloigner immédiatement le masque et de faire avec la main des frictions sèches sur la poitrine.

S'il survient des vomissements, on éloigne le chloroforme, on tourne un peu de côté la tête du blessé et vous lui présentez un bassin que vous aurez préparé, en même temps vous nettoierez sa bouche à l'aide d'un linge.

Pendant tout ce temps, le chirurgien qui administre le chloroforme surveille le pouls.

S'il trouve ce pouls serré et petit il éloigne l'anesthésique; s'il faiblit tout d'un coup, qu'il devient intermittent et qu'il y a de la pâleur du visage, non seulement il éloigne immédiatement l'appareil anesthésique, mais il fait incliner la tête en pratiquant des frictions sèches sur le ventre et la poitrine, et des aspersions d'eau froide.

S'il survient une syncope, il tire immédiatement la langue hors de la bouche, il pratique encore des frictions sèches sur la base de la poitrine et des flagellations sur le visage et le creux de l'estomac avec le linge mouillé; en même temps il renverse la tête en bas.

Dans ces derniers cas, le chloroforme n'est repris que lorsque tout danger a disparu.

Si la langue du blessé vient à se retracter, il n'y a qu'à la saisir avec les pinces que vous avez préparées et à la tirer hors de la bouche.

S'il y avait contracture des mâchoires, le mieux serait d'interposer un petit coin de bois entre les dents.

Les choses se passent-elles régulièrement, ce qui heureusement est le cas le plus fréquent, vous observerez une certaine excitation analogue à de l'ivresse et que pour cela on appelle *ivresse chloroformique;* cette excitation est accompagnée d'une grande loquacité avec incohérence dans les idées exprimées. Le malade pleure, rit, ou a des mouvements désordonnés des membres qui obligent toujours à avoir des aides vigoureux pour le maintenir.

Cette période est appelée *période d'excitation* ou *d'agitation.*

Bientôt, ces phénomènes se calment, le pouls se ralentit, et devient plus mou, la respiration se fait d'une façon plus régulière, plus large et plus lente, elle est parfois ronflante, les muscles tombent dans la résolution complète et la sensibilité s'abolit. On peut s'assurer de la disparition de la sensibilité, en pinçant un peu fortement la peau au niveau des tempes par exemple. Vient-on à soulever un bras, il retombe aussitôt inerte; le malade est alors en pleine période de résolution ou période d'anesthésie chirurgicale.

C'est à ce moment que le chirurgien, manquant d'aides, pourra vous confier le chloroforme. Vous éloignerez d'abord le masque et vous veillerez à ce que le pouls du malade soit régulier et ne faiblisse pas, ainsi que la respiration. Si le patient s'agite et a l'air de sentir l'opération qu'on lui pratique, vous lui donnerez de nouveau et de temps en temps un peu de chloroforme pour entretenir le sommeil anesthésique au degré voulu.

Quand l'opération sera terminée, vous n'abandonnerez pas l'opéré avant qu'il ne soit complètement revenu à lui.

Si le réveil est lent à se faire, vous pratiquerez quelques apersions d'eau froide sur le visage, et sur la poitrine et vous l'appelerez à haute voix afin de le sortir de sa torpeur.

Quand il sera bien réveillé, il faudra le faire transporter dans son lit sur un brancard, en lui maintenant la tête un peu basse. Veillez bien à ce qu'il soit remis dans son lit sans aucune secousse et qu'il soit toujours dans la position horizontale.

A ce moment, je vous engage à lui faire boire soit un peu de vin sucré soit un peu de liqueur.

Dans les douze à vingt-quatre heures qui suivront le sommeil chloroformique, l'opéré sera mal à l'aise, il pourra avoir fréquemment des envies de vomir et même des vomissements. Ne vous effrayez pas de cela, et ne lui administrez que des boissons froides et du bouillon en très petite quantité à la fois ; surveillez le toujours, jusqu'à ce qu'il ait recouvré l'usage complet de ses sens.

Vous surveillerez bien également, après l'administration du chloroforme, le pansement qui aura été fait par le chirurgien, afin que, s'il survenait une hémorrhagie dans les quelques heures qui suivront l'opération, vous puissiez chercher à l'arrêter, mais le mieux sera de faire prévenir immédiatement le chirurgien.

ANESTHÉSIE LOCALE

Un chirurgien n'aura pas toujours à pratiquer de grandes opérations nécessitant l'emploi du chloroforme,

La douleur dans les petites opérations pourra être calmée par l'emploi de *l'anesthésie locale*

Il aura à sa disposition deux genres d'anesthésie locale : *l'anesthésie locale par réfrigération*, et, *l'anesthésie locale par action directe*,

ANESTHÉSIE LOCALE PAR RÉFRIGÉRATION

L'*Éther* est la substance qui est fréquemment employée; en vertu de sa grande volatilité il agit par réfrigération.

Pour anesthésier la partie sur laquelle le chirurgien voudra opérer, on fait usage d'un appareil à pulvérisation, appelé *Appareil de Richardson.*

Je ne vous ferai pas la description de cet appareil, qui est tout à fait semblable aux pulvérisateurs dont vous faites usage pour votre toilette. Il n'en sera pas de même du moyen à employer pour pratiquer l'anesthésie locale.

Vous verserez d'abord de l'éther dans le flacon de l'appareil, puis, vous placerez sur la région à anesthésier un morceau d'ouate que vous aurez cardé et dont les bords seront rendus aussi minces que possible, afin de permettre à l'éther de passer librement. Vous prendrez alors l'appareil de la main gauche en tenant l'extrémité du tube à 10 centimètres environ de la peau. Vous le ferez fonctionner en prenant dans votre main droite la poire à soupape que vous mettrez en mouvement à l'aide de pressions et de relâchements alternatifs. Au bout de 10 à 15 minutes environ, vous

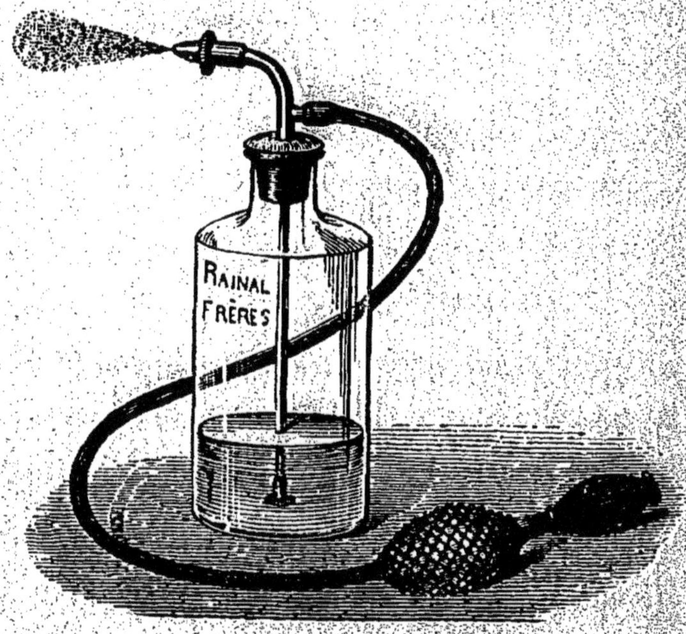

verrez les bords de l'ouate se recouvrir de petits glaçons, vous pulvériserez alors directement la peau que vous verrez blanchir et atteindre le degré voulu d'anesthésie.

Un autre moyen de pratiquer l'anesthésie locale est l'emploi de *mélanges réfrigérants*, partie égale de glace et de sel marin par exemple.

Vous préparerez un petit sac de mousseline et vous

pilerez la glace. Vous introduirez alternativement dans ce sac, une cuillerée de glace pilée et une cuillerée de sel marin ; quand il sera suffisamment rempli pour pouvoir recouvrir toute la surface à anesthésier, vous secouerez le tout afin d'obtenir un mélange aussi intime que possible. Vous protégerez par de l'ouate les parties voisines de celle que vous anesthésirez, et vous placerez votre mélange réfrigérant sur la partie à insensibiliser. La première impression du malade est une sensation de froid qui se termine bientôt par de l'engourdissement. Au bout de deux minutes, vous soulèverez le petit sachet pour voir la couleur de la peau. Quand celle-ci sera blanche, l'anesthésie sera obtenue et il ne restera plus qu'à opérer immédiatement.

Je vous recommande bien de ne pas dépasser les limites que je viens de vous indiquer, car vous pourriez amener une gangrène par congélation.

Plusieurs autres substances ont été employées pour obtenir l'anesthésie locale par réfrigération, mais, ces moyens étant peu répandus, je vous les passerai sous silence.

ANESTHÉSIE LOCALE PAR ACTION DIRECTE.

Le second moyen pour obtenir l'anesthésie est celui que l'on emploie par action directe.

La *cocaïne* est la substance dont on fait le plus fréquent usage. On l'emploie sous forme de chlorhydrate de cocaïne, à la dose de un gramme pour 100 d'eau, quand on veut faire l'anesthésie des muqueuses de l'œil, du larynx et du pharynx.

Pour l'extraction des dents, les dentistes font usage de benzoate de cocaïne à la dose de 20 0/0, dont ils injectent avec la seringue de Pravaz, trois fois 2 ou 3 grammes sous la gencive en dedans et en dehors de la dent à extraire.

'La cocaïne n'a aucune action sur la peau. Pour obtenir l'anesthésie, il faut l'injecter à la dose de 2 grammes de solution à 1 pour 50 d'eau. Au bout de 4 ou 5 minutes, on obtient une insensibilité dont la durée est de un quart d'heure environ.

Pour les anesthésies locales, il ne faudra jamais dépasser la dose de 1/2 à un 1/2 centigramme de chlorhydrate de cocaïne en injection sous cutanée. Les accidents que vous pourrez observer seront : un malaise général, des envies de vomir, du vertige, de la pâleur de la face, des sueurs froides, du mal de tête, des troubles dans les idées et parfois de l'agitation.

Après avoir servi d'aide au chirurgien pour anesthésier un malade, votre rôle, Mesdames, ne sera pas encore terminé. Comme vous resterez près de lui, il vous incombera encore deux choses.

La première comprendra les soins d'hygiène et de propreté dont je vous ai entretenu dans ma première conférence sur l'hygiène de l'habitation et de l'hôpital.

La seconde comprendra l'administration des médicaments et l'alimentation du malade ou du blessé.

Je ne vous parlerai pas de l'alimentation. L'administration des médicaments vous sera recommandée verbalement ou par écrit par le médecin, c'est ce qui consituera l'*ordonnance*.

L'ordonnance est exécutée par le pharmacien.

Toute ordonnance doit comprendre trois choses.

1º L'énumération et l'indication du poids des substances qui doivent entrer dans la composition du médicament ;

2º La manière dont le pharmacien doit préparer le médicament ;

3º Le mode d'administration du médicament.

Cette dernière partie étant la seule qui ait pour vous quelque intérêt, vous ne pourrez jamais trop demander de renseignements sur ce sujet.

A ce propos, permettez-moi de vous adresser deux recommandations, que je considère comme très importantes.

Pendant qu'un médecin formule et écrit son ordonnance, ne lui adressez jamais aucune question et ne lui parlez jamais.

Abstenez-vous de même chez le pharmacien, pendant qu'il préparera le médicament formulé par le médecin. Attendez toujours pour lui adresser la parole et lui demander quelques explications, qu'il ait terminé la préparation et transcrit l'ordonnance.

Que d'oublis et d'erreurs ont été occasionnés de la sorte !

Ce sont là pour vous, Mesdames, des recommandations peut-être superflues, vous voudrez bien me les pardonner, mais, le devoir du médecin, comme celui de l'infirmière, est un tissu de précautions qui ne sont jamais exagérées.

TABLE DES MATIÈRES

ANGERS, IMP. A. BURDIN ET Cie, RUE GARNIER, 4.

ANGERS, IMPRIMERIE A. BURDIN ET Cie, RUE GARNIER, 4.

www.ingramcontent.com/pod-product-compliance
Ingram Content Group UK Ltd.
Pitfield, Milton Keynes, MK11 3LW, UK
UKHW020208130726
13696UKWH00002B/783